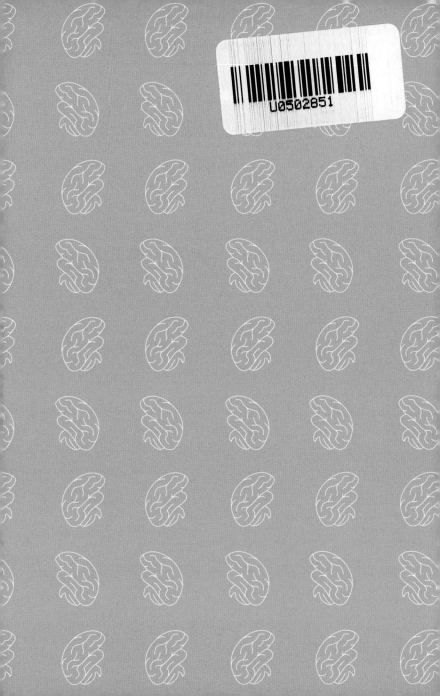

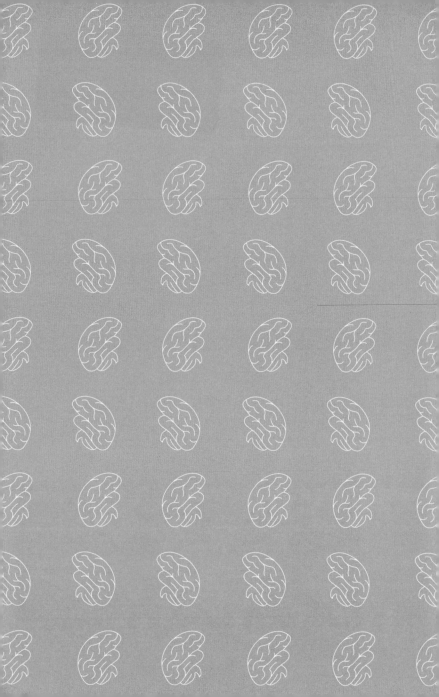

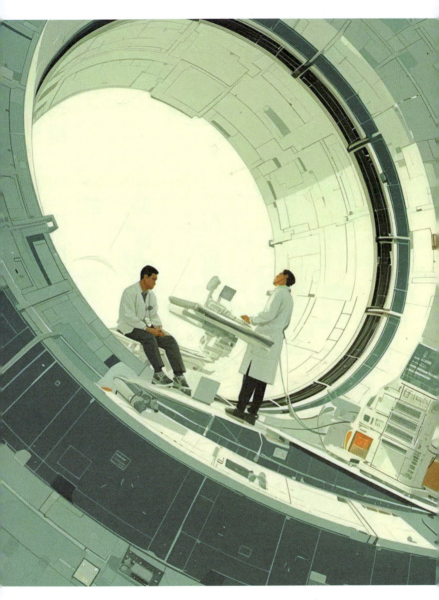

放疗前，专家会诊治疗方案

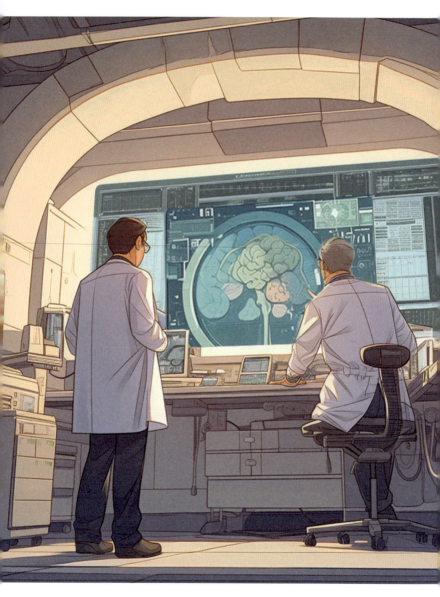

放疗前，专家会诊评估病情

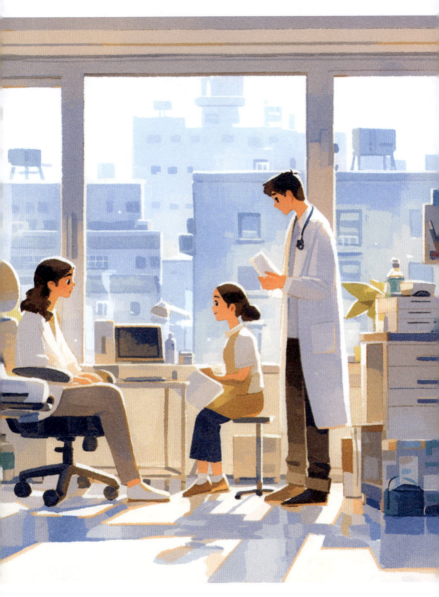

放疗前，医患床旁沟通了解

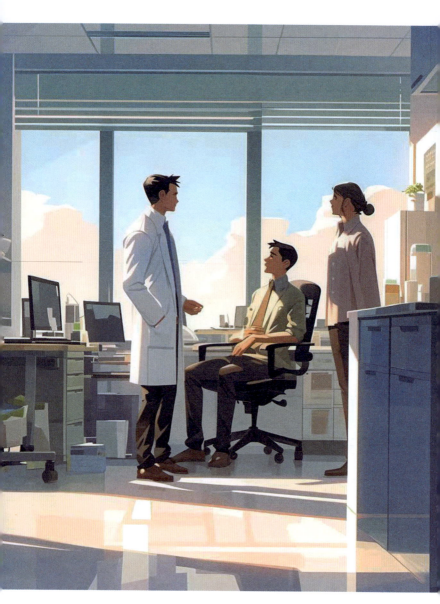

医患协商确定放疗方案

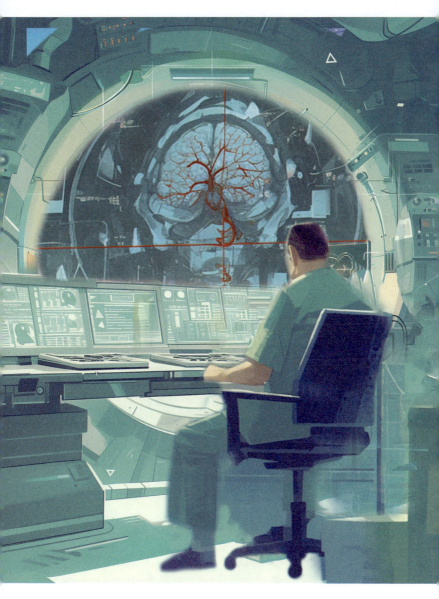

精准放疗开始了

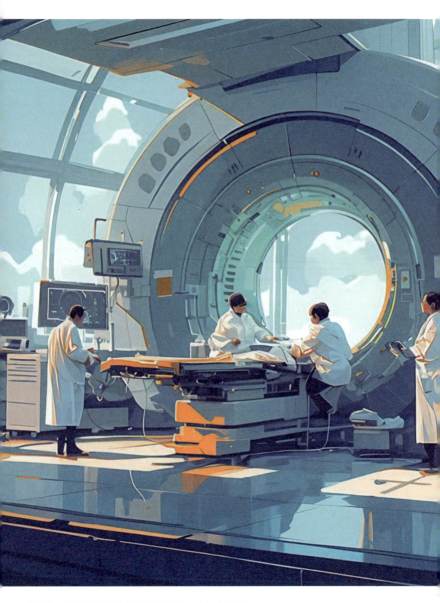

放疗医师和技师在严谨而紧张地工作

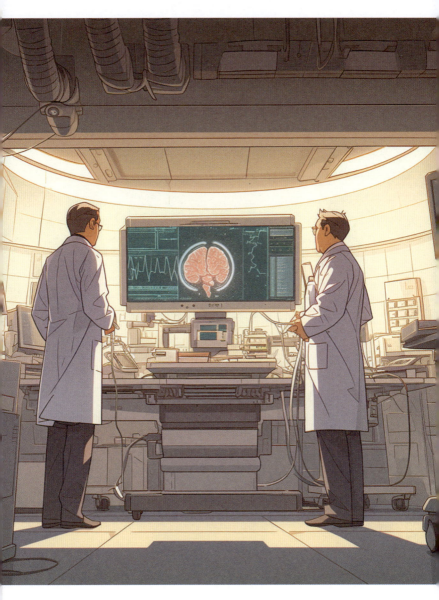

放疗后，专家在分析评估疗效

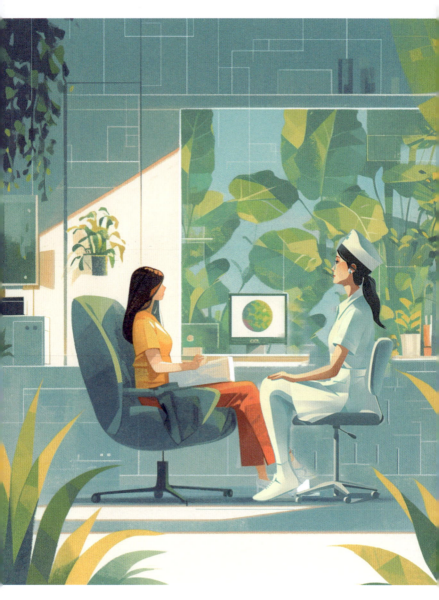

放疗后，医患沟通回访事宜

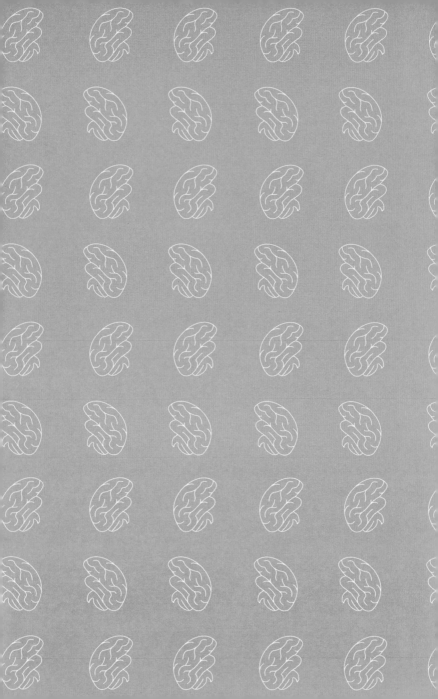

科普中国·健康大百科
（第一辑）

肿瘤放射治疗科普丛书（融媒体版）总主编 王俊杰 刘友良

无影之剑，切"中"要害

中枢神经系统肿瘤
放射治疗

主编 乔 俏 阎 英

中国科学技术出版社
·北 京·

图书在版编目（CIP）数据

中枢神经系统肿瘤放射治疗 / 乔俏，阎英主编 . —北京：中国科学技术出版社，2024.6

（肿瘤放射治疗科普丛书：融媒体版 / 王俊杰，刘友良主编）

ISBN 978-7-5236-0706-0

Ⅰ. ①中… Ⅱ. ①乔… ②阎… Ⅲ. ①中枢神经系统疾病 – 肿瘤 – 放射疗法 Ⅳ. ① R739.405

中国国家版本馆 CIP 数据核字（2024）第 090135 号

策划编辑	王久红　焦健姿
责任编辑	王久红
装帧设计	东方信邦
责任印制	徐　飞

出　　版	中国科学技术出版社
发　　行	中国科学技术出版社有限公司
地　　址	北京市海淀区中关村南大街 16 号
邮　　编	100081
发行电话	010–62173865
传　　真	010–62179148
网　　址	http://www.cspbooks.com.cn

开　　本	787mm×1092mm　1/32
字　　数	53 千字
印　　张	4
彩　　插	12
版　　次	2024 年 6 月第 1 版
印　　次	2024 年 6 月第 1 次印刷
印　　刷	北京盛通印刷股份有限公司
书　　号	ISBN 978-7-5236-0706-0/R · 3271
定　　价	39.80 元

编者名单

主　编　乔　俏　阎　英

副主编　张　烨　郝春成　彭　纲　胡　漫

编　者（以姓氏笔画为序）

王　冰　吉林省肿瘤医院

吕欣桐　中国医科大学附属第一医院

乔　俏　中国医科大学附属第一医院

刘　峰　湖南省肿瘤医院

苏　群　甘肃省肿瘤医院

何天宇　中国医科大学附属第一医院

张　烨　中国医学科学院肿瘤医院

郝春成　哈尔滨医科大学附属肿瘤医院

胡　漫　山东省肿瘤医院

顾　浩　郑州大学第一附属医院

阎　英　北部战区总医院

彭　纲　华中科技大学同济医学院附属协和医院

丛书编委会

序

　　恶性肿瘤已经成为严重威胁国人健康的主要疾病。目前肿瘤治疗主要有手术、放射治疗和化学治疗三大手段。根据世界卫生组织统计肿瘤患者中约70%需要借助放射治疗达到根治、姑息或者配合手术行术前或术后放射治疗。

　　自伦琴发现X射线、居里夫人发现放射性元素镭之后，利用射线治疗肿瘤逐渐成为人类抗击恶性肿瘤的主要手段。随着计算机技术进步、放射治疗设备研发水平提高、数字化控制能力增强，放射治疗技术得以飞速发展，涌现出三维适形放射治疗、调强放射治疗、影像引导下放射治疗等一大批全新的照射技术，放射治疗的理念发生根本性变革，治疗疗程大幅度缩短、精度和效率大幅度提高，已经全面进入精确和精准时代，在皮肤癌、鼻咽癌、喉癌、早期肺癌、肝癌、前列腺癌、宫颈癌等治疗领域达到与外科相媲美的疗效，催生出了放射外科、立体定向放射治疗、放疗消融、近距离消融、介入放射治疗等全新的概念，极大提高了肿瘤综合治疗水平。

　　为提高国人对肿瘤放射治疗认知，由中华医学会放射肿瘤治疗学分会、中国核学会近距离治疗分会，联合北京趣头条公益基金会组织全国从事肿瘤放射治疗领域的知名中青年专家学者共同编写了这套我国第一部肿瘤放射治疗科普丛书，系统阐述了放射治疗领域的新技术、新疗法和新理念，特别是将放射治疗的各种技术在各系统肿瘤中的应用以科普形式进行了介绍，语言通俗易懂，图文并茂；文本与音频视频相融合，宜读可听可看；看得懂，学得会，用得上；旨在提升整个社会对放射治疗的认知水平，使广大肿瘤患者科学、系统、全面地了解肿瘤放射治疗，为健康中国战略的实施做出放疗人应有的贡献。

中华医学会放射肿瘤治疗学分会
主任委员
中国核学会近距离治疗与智慧放疗分会   王俊杰
主任委员

前　言

　　20世纪90年代后，随着计算机技术进步、放射治疗设备研发水平提高、数字化控制能力增强，放疗技术得以飞速发展，已进入精准定位、精准靶区、精准计划、精准实施的三维时代。本书用直观、通俗的图文形式，详细介绍了现阶段放疗在中枢神经系统肿瘤治疗中扮演的角色，患者放疗前准备、放疗中注意事项、放疗后随访的各个方面，旨在帮助读者更好地理解和参与中枢系统肿瘤放疗的选择及治疗。

　　中枢神经系统肿瘤是指发生于颅内和椎管内的肿瘤，分为原发性和继发性两类：成人原发性颅内肿瘤的发病率为7.8/10万～12.5/10万；脑转移瘤的发病率为2.1/10万～11.1/10万，发生率逐年递增，年增长率为1%～2%，在老年人群中尤为明显。最大范围安全切除瘤体是原发性中枢神经系统肿瘤最基本的治疗原则，但由于受肿瘤生长位置、大小、生长方式、病理类型、生物学行为及如何保护中枢神经系统的重要功能等诸多因素的限制，所以"最大范围安全切除瘤体"在很大程度上很难实现，术后放疗成为其有效的治疗手段，可有效控制局部肿瘤，提高患者的生存期。

放射治疗的最大优点是无创，对于因内科疾病无法手术或抗拒手术的肿瘤患者，放射治疗可以替代手术治疗。放射治疗可以单独进行，也可与其他治疗手段联合应用，如手术、化疗、靶向治疗、介入治疗、免疫治疗等。

希望本书能帮助读者更好地理解、参与中枢系统肿瘤放疗的选择及治疗。无论是患者、家属，还是医疗专业人士，都能从中获益。

乔俏　阎英

放疗名词解释

放疗　放疗为放射治疗的简称，是一种利用高能射线来杀灭肿瘤细胞的治疗方法。

化疗　化疗是化学治疗的简称，利用化学合成药物杀伤肿瘤细胞、抑制肿瘤细胞生长的一种治疗方法。

靶向治疗　靶向治疗是在细胞分子水平上，以肿瘤细胞的标志性分子为靶点，干预细胞发生癌变的环节，如通过抑制肿瘤细胞增殖、干扰细胞周期、诱导肿瘤细胞分化、抑制肿瘤细胞转移、诱导肿瘤细胞凋亡及抑制肿瘤血管生成等途径达到治疗肿瘤的目的。

免疫治疗　免疫治疗是利用人体的免疫机制，通过主动或被动的方法来增强患者的免疫功能，以达到杀伤肿瘤细胞的目的，为肿瘤生物治疗的方法之一。

TOMO刀　又称螺旋断层调强放射治疗，集合了调强适形放疗、影像引导调强适形放疗以及剂量引导调强适形放疗于一体，其独创性的设计使直线加速器与螺旋CT完美结合，突破了传统加速器的诸多限制。

射波刀　又称"三维立体定向放射手术机器人"，其核心技术是以机器人的工作模式来驱动一台医用直线加速器，它属于立体定向放射治疗（SRS/SBRT）的范畴，有着疗程短、剂量率高，治疗范围广、影像引导速度快和运动器官动态追踪能力强等特点。

伽马刀　是一种融合现代计算机技术、立体定向技术和外科技术于一体的治疗性设备，它将^{60}钴发出的伽马射线几何聚焦，集中射于病灶，一次性、致死性地摧毁靶点内的组织，而射线经过人体正常组织几乎无伤害，并且剂量锐减。

立体定向放射疗法　采用等中心治疗的方式、通过立体定向技术，将多个小野三维聚焦在病灶区、实施单次大剂量照射的治疗。由于射线束从三维空间聚焦到靶点，因此病灶区剂量极高，而等剂量曲线在病灶以外迅速跌落，病灶与正常组织的剂量界限分明，如外科手术刀对病变进行切除一样，在达到控制、杀灭病灶的同时保护正常组织。

常规分割放疗　每天1次，每次剂量为1.8～2.0Gy，每周照射5次。

大分割放疗　相对于常规分割放疗而言，大分割放疗提高单次剂量，减少照射次数。

质子治疗　是一种使用质子射线来治疗肿瘤的放射治疗技术。质子射线和高能X线的主要区别是它进入体内的剂量分布。当质子射线在进入体内后剂量释放不多，而在到达它的射程终末时，能量全部释放，形成布拉格峰，在其后的深部剂量几近于零。这种物理剂量分布的特点，非常有利于肿瘤的治疗。

重离子治疗　属于粒子治疗，射线进入人体后的深部剂量分布和质子类似，布拉格峰后的剂量虽然迅速降低，但是比质子要多。产生的放射损伤70%以上是DNA的双链断裂，放射损伤不易修复，而且放射损伤的产生不依赖氧的存在，故对乏氧肿瘤亦有效。

定位　定位是通过现实的或模拟的方式模拟放射治疗，以采集患者治疗部位的影像，确定照射野体表的对应位置，并做标记的过程。

调强放疗　调强适形放射治疗的简称，是在三维适形放疗的基础上演变而来的，其原理是利用计算机控制的精密装置，根据肿瘤的形状和位置，调整放射线的强度和方向，以便更精确地照射肿瘤，同时最大限度地减少对周围正常组织的伤害。

基因检测　是一种通过分析个体的 DNA或RNA 来检测特定基因的变异、突变或遗传标记的过程。它可以提供关于个体遗传信息的重要线索，包括潜在的遗传疾病风险、药物反应性、基因型和表型相关性等。

目　录

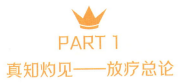

PART 1
真知灼见——放疗总论

PART 2
了如指掌——中枢神经系统肿瘤认知

PART 3
知己知彼——放疗前的准备

PART 4
有的放矢——放疗中的注意事项

PART 5
不容懈怠——放疗后随访

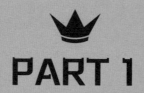

PART 1

真知灼见
放疗总论

近年来，随着放疗技术的发展，放疗已从传统二维放疗发展为现代精确放疗，如TOMO刀、射波刀、质子重离子治疗等新技术的应用，显著提高了肿瘤的治疗效果、减少了不良反应、逐渐实现了肿瘤个体化治疗。

放疗怎么杀灭肿瘤细胞

放射治疗，简称放疗，是通过使用高能辐射（X射线、γ射线或带电粒子，包括质子和重离子等）来杀灭肿瘤细胞。就像放大镜能将太阳光聚焦在一个点形成局部高能量一样，通过先进的放疗技术，让辐射穿透身体，精准聚焦在肿瘤细胞上，破坏其遗传物质DNA，使肿瘤细胞无法进行正常的生长和分裂，从而杀灭肿瘤。

放疗定向杀肿瘤，精准照射技术牛

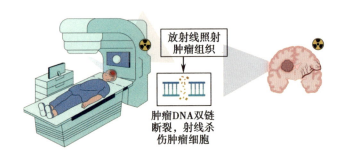

放射线照射肿瘤组织

肿瘤DNA双链断裂，射线杀伤肿瘤细胞

放疗就是烤电吗？就是直接去烤脑子吗

　　生活中老百姓将放疗称为"烤电"或"照光"，这种描述并不科学。放疗并非简单的加热或照CT。放疗使用高能射线或粒子束，如X射线或γ射线，以破坏肿瘤细胞的DNA为主，阻碍它们的生长和分裂。放疗产生的热量很小，这与生活中所说的用于治疗软组织损伤或慢性炎症的"烤电"（一种电热加热方式）是完全不同的。

放疗叫烤电，这种说法很片面

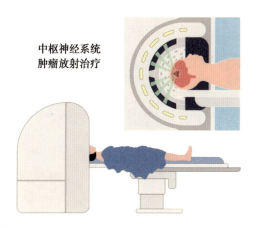

中枢神经系统
肿瘤放射治疗

放疗会带来损伤吗

放疗是中枢神经系统肿瘤治疗中的重要手段，它对肿瘤细胞具有明显的杀伤作用，同时也对正常组织造成一定的损伤，但相比肿瘤带来的痛苦，这些损伤就不算什么了。放疗的不良反应因个体而异，常见的包括神经功能损伤、皮肤黏膜损伤、外周血象下降和乏力等。这些不良反应是否发生以及发生的程度与肿瘤的位置、放疗的剂量和患者的健康状况相关。大多数不良反应会随着治疗结束后逐渐减

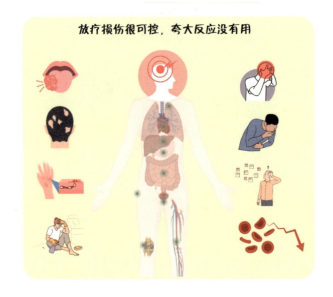

轻或消失，医生也会专门针对可能发生的不良反应提前进行预防。随着放疗技术的不断进步，对正常组织的损伤已大大减少，出现严重不良反应的概率很低。

什么情况适合放疗

对于中枢神经系统肿瘤患者来说，放疗是除手术外的重要选择。适合放疗的情况包括手术未能彻底切除的肿瘤（如肿瘤未完全切除、浸润性生长或影像学上有残留），位于重要功能区、位置较深而不适合手术的颅内肿瘤，对放疗敏感且不宜手术的颅内肿瘤（生殖细胞瘤和原发性恶性淋巴瘤），身体状况不适宜手术的年老体弱患者。

专家有话说

大多数中枢神经系统肿瘤均须行术后放疗；不适宜手术的患者，也可行根治性放疗，根据肿瘤类型、病理、手术情况等多因素综合判断。

TOMO 刀、射波刀、调强放疗是什么

　　根据肿瘤治疗的不同需求，科学家研发出了不同的放疗设备。① TOMO 刀将小型直线加速器安装在螺旋 CT 上，利用 CT 成像原理进行精准放疗。它在治疗过程中可进行 360° 的旋转，一次照射多个复杂病灶，特别适合治疗不规则形状的肿瘤。②射波刀采用机械臂设计，可多角度自由

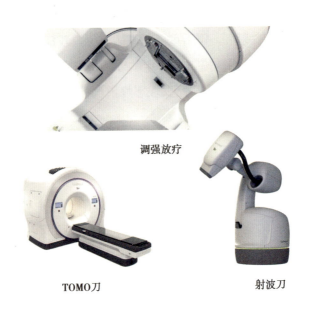

调强放疗

TOMO刀

射波刀

调整，治疗床可以平移、升降及旋转。其特点在于具备影像跟踪系统，能够实时监控患者体位及肿瘤位置的变化，并随时做出调整，实现精准投照。③调强放疗（IMRT）是一种可以调节辐射强度的放疗方式，它通过多个子野进行剂量调节，使得高剂量更接近肿瘤靶区，同时保护周围重要组织器官。

质子治疗是什么

质子治疗是利用质子加速器产生的高能质子射线来治疗肿瘤。质子是氢原子剥去电子后形成的带正电的粒子。质子被加速并精确投射到肿瘤组织内，破坏肿瘤细胞的 DNA，阻止它们的正常复制，从而达到治疗目的。质子治疗的精准度极高，指哪儿打哪儿，能够精确定位肿瘤，又不伤及无辜，减少了对周围正常组织的影响，大大降低了不良反应，特别适合于中枢神经肿瘤、头颈部肿瘤、胶质瘤、乳腺癌、胰腺癌、前列腺癌、儿童肿瘤和肺癌等疾病的放疗。

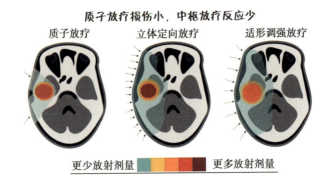

质子放疗损伤小，中枢放疗反应少

质子放疗　　立体定向放疗　　适形调强放疗

更少放射剂量 ▭▭▭▭▭▭ 更多放射剂量

正常组织损伤比较：
质子放疗＜立体定向放疗＜调强放疗

重离子放疗对脑瘤有用吗

　　重离子放疗是一种使用重离子射线的放疗技术，精准定位肿瘤组织，并提供更优的剂量分布，大幅度减少了对周围正常组织的损伤，它在脑瘤治疗中有显著的优势。对于儿童和青少年的脑瘤患者来说，由于他们正处于生长发育期，对放射线的敏感性较高，常规放疗可能对肿瘤周边正常组织造成损伤，重离子放疗则能有效降低这些损伤。对位于特殊位置或功能区的较大深部脑瘤（如听神经瘤、脊索瘤、蛛网膜瘤等），重离子放疗能够实现更精确的定位和治疗，有效控制放疗剂量，减少对功能区的不良影响。但并非所有脑瘤都适合重离子放疗，医生通常会根据患者的具体情况、肿瘤特性及身体状况综合评估是否适用这种治疗方法。

放疗期间要配合化疗吗

放疗期间是否需要配合化疗取决于肿瘤的类型和患者的个体情况等因素。放疗和化疗的联合使用

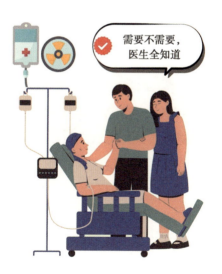

需要不需要，
医生全知道

可产生协同效应：一方面，放疗期间的化疗可提高放疗的敏感性，提高肿瘤的局部控制率，降低复发率，在胶质瘤和脑转移瘤的治疗中可延长患者的总生存时间；另一方面，化疗有助于降低部分肿瘤的放疗剂量，减轻放射性脑损伤。放疗期间主治医生会综合考虑肿瘤的类型、病理分级、患者年龄和身体状况，参考相关的指南共识，个体化选择适合的化疗方案。

放疗期间要配合靶向药吗

靶向药物，有时被比喻为"生物导弹"，包括表皮生长因子受体阻断药、针对特定细胞标志物的单克隆抗体、针对癌基因和癌细胞遗传学标志的药物、抗肿瘤血管生成药物、抗肿瘤疫苗和基因治疗等。它们能够特别选择性地结合致癌位点，导致肿瘤细胞的特异性死亡，同时尽量减少对周围正常组织的影响。在放疗期间使用靶向药物对于某些肿瘤可能产生更佳的治疗效果。如脑胶质瘤放疗中配合使用抗血管生成药物或表皮生长因子受体阻断药等，可以改善患者的预后；在脑转移瘤的放疗中配合使用敏感的靶向药物，可同时控制全身病变并提高脑转移瘤的治疗效果。

放疗期间要配合免疫治疗吗

免疫治疗通过激活患者自身的免疫系统来攻击肿瘤细胞。放疗可以改变肿瘤微环境，增加血脑屏障的通透性，从而有助于免疫系统更好地识别和杀伤肿瘤细胞，这种联合治疗在黑色素瘤、非小细胞肺癌脑转移瘤等疾病中已显示出协同作用，能改善患者的临床预后。在复发的胶质母细胞瘤治疗中，联合治疗已被证明能改善患者的中位生存期。然而，并非所有中枢神经系统肿瘤都适合接受这种治疗，应由医生根据患者的具体病情和肿瘤类型等多种因素来决定，并制订个体化的治疗方案。

放疗期间要配合中药治疗吗

有一些中药成分可能引起不良反应，如关木通（含有马兜铃酸）和附子（含有乌头碱）等会造成肝、肾功能损伤，影响放疗和化疗的进程以及效果。放疗期间不宜进食如人参、西洋参等大补中药。有些中药可助于缓解放疗引起的不良反应，如减轻疲劳和恶心，在放疗期间使用中药前，患者应咨询主治医生，根据个人情况决定是否适合使用中药治疗。

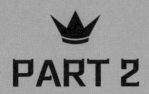

PART 2

了如指掌
中枢神经系统肿瘤认知

　　中枢神经系统肿瘤就是指发生在脑和脊髓的肿瘤，可以是良性，但多数是恶性。本篇详中枢神经系统肿瘤特点、放疗手段及其优缺点，做到治疗肿瘤心里有数。

脑袋里长肿瘤会有什么表现

　　颅内肿瘤的表现多样且不具有特征性，取决于肿瘤的种类、大小、位置及其生长速度；尤其在早期很难与其他神经系统疾病相鉴别，所以，如有疑虑请您尽早咨询专业医生。①头痛：这是最典型的症状之一，可能是持续性或间歇性，在早晨更加明显。②精神或情绪变化：如记忆力下降、思维混乱、注意力不集中或情绪波动等。③癫痫发作：一些患者可能会出现癫痫。④视觉问题：如视物模糊、复视或视野减

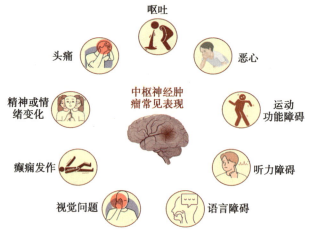

肿瘤前期难发现，定期体检很关键

呕吐

恶心

头痛

精神或情绪变化

中枢神经肿瘤常见表现

运动功能障碍

听力障碍

癫痫发作

语言障碍

视觉问题

少。⑤语言或听力障碍：肿瘤使控制语言和听力的大脑区域功能受损。⑥肢体功能障碍：如肢体无力、协调性差、行走困难等。⑦恶心或呕吐。

什么是颅内压，脑肿瘤为什么会导致颅内压增高

颅内压是指颅骨（头骨）内的压力，正常情况下由脑组织、脑脊液和血液维持在稳定水平。脑肿瘤致颅内压增高主要原因包括：①占位效应，肿瘤生长占据额外空间，压迫周围脑组织所致。②脑脊液流动受阻，肿瘤阻碍脑脊液正常流动，引起脑脊液积聚。③血管反应，肿瘤影响脑血管，导致血液循环异常，间接引起颅内压力上升。④炎症反应，肿瘤生长可能伴有局部炎症，造成脑组织肿胀，进而增加颅内压。

专家有话说

脑肿瘤可导致颅内压增高，严重时会引起脑疝，这是脑肿瘤患者最常见的的急症之一，甚至危及生命。所以及时有效的控制颅内压至关重要。

中枢神经系统肿瘤有哪些类型

中枢神经系统肿瘤包括起源于脑、脊髓或脑脊膜的原发性肿瘤和转移性肿瘤。其原发性肿瘤包括：①胶质瘤，是最常见的原发性颅内肿瘤。我国胶质瘤的年发病率为 5/10 万～8/10 万。②垂体瘤：占中枢神经系统肿瘤的 10%～20%，可以是良性、侵袭性或恶性。③脑膜瘤：起源于脑膜的蛛网膜细胞，其中 90% 为良性，10% 为恶性。④髓母细胞瘤：儿童中较为常见，成人罕见，属于高度恶性肿瘤。⑤颅

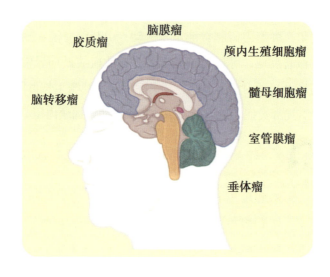

内生殖细胞瘤：多见于青少年和儿童。⑥室管膜瘤：发生于脑室系统和脊髓中央管的室管膜细胞，肿瘤通常位于脑室内。

除了原发性脑肿瘤，据估计，20%～40%的肿瘤患者会出现脑转移性肿瘤。

脑瘤会遗传吗

不是所有脑瘤都具有遗传性，但遗传因素确实在某些类型的脑瘤发生中发挥作用。有脑瘤家族史的人群可能比一般人群存在更高的风险。为了预防脑瘤和及早发现潜在问题，保持健康的生活方式和定期进行身体检查非常重要。

长时间使用手机会导致脑瘤吗

世界卫生组织（WHO）和美国食品药品管理局（FDA）等多个权威健康机构经过研究指出，尽管目前没有充分证据支持手机使用与患脑肿瘤或其他癌症之间存在直接联系，但鉴于长期影响尚不完全明了，建议采取预防性措施。如减少手机使用时间，尽量使用耳机或免提设备通话，降低头部暴露于射频能量的程度。

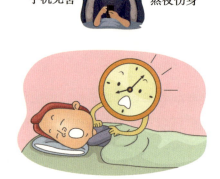

手机无害　　　　熬夜伤身

胶质瘤（大脑肿瘤）会传染吗

当前没有任何科学证据表明胶质瘤具有传染性。胶质瘤是起源于大脑内胶质细胞的恶性肿瘤，发病原因尚不明确，但研究表明某些因素，如长期电离辐射暴露、遗传因素等，可能增加患病风险。

患有脑瘤，先手术还是先放疗

　　原发性中枢神经系统的脑瘤的治疗通常以手术为主，且大多数脑瘤患者术后需要放疗。放疗可降低肿瘤复发率并提高生存。①手术治疗：在保留正常神经功能的前提下，尽可能完整地切除肿瘤，降低肿瘤负荷，明确病理诊断，筛选有效的化疗或靶向药物，降低颅内压。②放疗：脑瘤通常呈浸润性生长，手术难以完全切除，术后通常需要放疗。

专家有话说

　　原发性中枢神经系统脑瘤的治疗需要手术、放疗、化疗综合治疗，手术可以切除肿瘤、明确病理诊断和快速降低颅内压。放疗、化疗和其他治疗的联合应用可降低复发率、提高生存率。

胶质瘤是最常见的颅内肿瘤类型吗

脑胶质瘤是最常见的原发性颅内肿瘤，起源于脑神经胶质细胞。2021 年版 WHO 中枢神经系统肿瘤分类将脑胶质瘤分为 1～4 级，1、2 级为低级别脑胶质瘤，3、4 级为高级别脑胶质瘤。

脑胶质瘤家族体检应该如何进行

脑胶质瘤家族体检是了解健康状况的重要步骤，因为每个人的情况都不同，遵循医生的建议是最佳

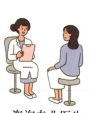

咨询专业医生

脑部MRI/CT检查

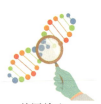

基因检查

常规体检

关注症状

选择。①咨询医生：与医生沟通，了解是否需要进行特定的体检项目。②影像学检查：根据医生的建议，进行脑部的 MRI 或 CT 扫描，检查是否存在肿瘤。③基因检测：在某些情况下，医生可能建议进行基因检测，以评估遗传风险。④常规体检：除了特殊检查外，常规的健康检查同样可提示肿瘤风险。⑤关注症状：了解脑胶质瘤的常见症状（头痛、视力问题等），出现这些症状时及时就医。

胶质瘤分为几个级别

脑胶质瘤是起源于脑神经胶质细胞的肿瘤，根据世界卫生组织（WHO）的分类标准，胶质瘤分为 1～4 级。① WHO 1 级胶质瘤：通常是良性，生长缓慢，边界清晰，手术后复发概率低。典型的包括毛细胞型星形细胞瘤和室管膜下巨细胞型星形细胞瘤。② WHO 2 级胶质瘤：属于低度恶性，生长速度快于 1 级，术后复发概率存在，但通常发生在较长时间后。主要类型为弥漫性星形细胞瘤。③ WHO 3 级胶质瘤：中度恶性，生长速度快，边界不明显，容易扩散和浸润。主要类型为间变性星形细胞瘤。

④ WHO 4 级胶质瘤：高度恶性，生长迅速，边界不清晰，易于扩散和浸润，手术后复发概率高。主要类型为胶质母细胞瘤。

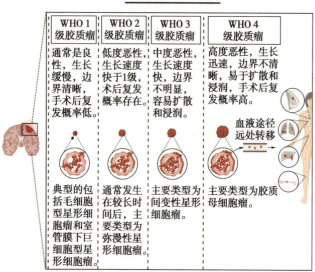

脑胶质瘤WHO分级

WHO 1 级胶质瘤	WHO 2 级胶质瘤	WHO 3 级胶质瘤	WHO 4 级胶质瘤
通常是良性，生长缓慢，边界清晰，手术后复发概率低。	低度恶性，生长速度快于1级，术后复发概率存在。	中度恶性，生长速度快，边界不明显，容易扩散和浸润。	高度恶性，生长迅速，边界不清晰，易于扩散和浸润，手术后复发概率高。
			血液途径远处转移
典型的包括毛细胞型星形细胞瘤和室管膜下巨细胞型星形细胞瘤。	通常发生在较长时间后，主要类型为弥漫性星形细胞瘤。	主要类型为间变性星形细胞瘤。	主要类型为胶质母细胞瘤。

得了脑胶质瘤还能活多长时间

低级别（1 级和 2 级）胶质瘤恶性程度较低，通过手术和辅助治疗（如放、化疗）后，生存期通常较长。1 级胶质瘤在多数情况下可以治愈，存活时间与正常人相似；2级胶质瘤通过手术切除及综合治疗后，存活时间通常在5～10年，甚至更长。高级别（3级和4级）胶质瘤，经过手术和放化疗，复发率也较高。4级胶质瘤，作为恶性程度最高的类型，预后差，平均生存期通常在6个月到2年。

以上数据仅为一般情况下的估计，每个患者的具体情况有所不同。

胶质瘤患者是否要做基因检测？有意义吗

基因突变是胶质瘤发生和发展的重要因素之一，基因检测是一种通过检测血液或体液中的DNA来分析基因信息的方法，建议有条件的患者做基因检测，以利于后续疾病的诊断和治疗。

基因检测对胶质瘤患者具有以下重要意义。①助力于胶质瘤的分子分型；②某些基因突变可使肿瘤对特定药物更敏感，基因检测有助于确定最佳治疗方案；③预测治疗效果和病情进展；④通过基因检测，医生可以更好地了解肿瘤的发生和发展过程；⑤评估患者及其家族成员的遗传风险。

胶质瘤的分子分型对预后有何指导意义

脑胶质瘤的分子分型是基于遗传学和分子学的指标，这对于临床治疗决策至关重要。常用的分子分型检测方法包括免疫组织化学检测和基因检测，其诊断价值及预后意义见下表。

表　常见的中枢神经系统肿瘤的分子指标及其诊断价值及预后意义

标志物	遗传学变异	诊断价值及预后意义
IDH1	突变	脑胶质瘤分类的关键分子变异；与MGMT启动子甲基化密切相关；对放疗和烷化剂相对敏感；潜在的治疗靶点
MGMT	启动子区甲基化	在胶质母细胞瘤中预后较好；替莫唑胺治疗效果较好；与IDH突变和G-CIMP亚型相关
染色体1p/19q	联合缺失	少突胶质细胞瘤的关键变异，提示预后相对良好；对于放疗和烷化剂相对敏感
H3K27	突变	诊断弥漫性中线胶质瘤，预后相对较差
ATRX	缺失	ATRX核表达缺失和(或)p53突变阳性，可在不检测1p/19q的情况下诊断为星形细胞瘤，IDH突变型
TP53	突变	

健康大脑对比胶质母细胞瘤

健康大脑

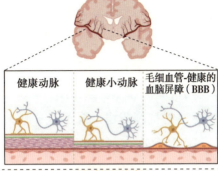

| 健康动脉 | 健康小动脉 | 毛细血管-健康的血脑屏障（BBB） |

胶质母细胞瘤

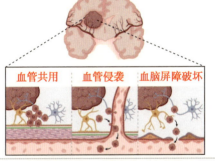

| 血管共用 | 血管侵袭 | 血脑屏障破坏 |

| 神经元 | 星形胶质细胞 | 肿瘤细胞 | 红细胞 | 外膜细胞 |

| 内皮细胞 | 平滑肌细胞 | 血管基底膜 | 胶质细胞基底膜 | 内皮细胞基底膜 |

脑胶质瘤的治疗方法有哪些

治疗脑胶质瘤的方法主要包括五种。①外科手术：通常是首选治疗方法，目的是尽可能地减少或完全切除肿瘤。②放疗：手术后常用的治疗方法，用于消灭剩余的肿瘤细胞。③化疗：口服（如替莫唑胺）或静脉注射抗癌药物，杀死癌细胞。化疗常与放疗结合可提高疗效。④肿瘤电场治疗（TTFields）：使用电场技术阻碍肿瘤细胞的生长和分裂，通常用于WHO 4级胶质瘤或复发性胶质瘤。⑤其他辅助治疗，包括药物治疗、物理治疗和心理社会支持等，旨在改善症状和提高患者生活质量。

胶质瘤手术切除干净，还会复发吗

胶质瘤是一种常见的脑部肿瘤，根据其具体类型和恶性程度其治疗效果和复发率有很大差异。即使在手术中尽可能彻底切除了肿瘤，胶质瘤仍有可能复发。原因主要有以下三点：①微观残留：胶质瘤往往与正常脑组织界限不清，即使在显微镜下看似完全切除，也可能有微观层面上的残留肿瘤细胞。

②肿瘤的侵袭性：胶质瘤细胞会侵入周围的正常脑组织，这使得完全切除变得更加困难。③肿瘤的生物学特性：肿瘤的等级、基因突变、细胞增殖速率等因素都会导致其复发。

胶质瘤患者术后是否要接受放疗

术后是否要放疗，取决于多个因素，如胶质瘤的类型、肿瘤恶性程度、手术切除程度、患者的整体健康状况和家族史等。通常，高度恶性的胶质瘤需要术后放疗，而对于低级别胶质瘤，是否要术后放疗，应根据患者具体情况评估。

哪些胶质瘤术后要放疗呢

高级别胶质瘤（WHO 3 级和 4 级），手术是基础治疗，放疗和化疗是必不可少的重要辅助治疗，术后进行放疗可以显著延长生存期。低级别胶质瘤（WHO 2 级），术后是否进行放疗及其最佳时机和剂量存在争议，通常根据患者的预后风险来制订治疗策略。年龄≥40 岁、肿瘤未完全切除、肿瘤体积大、术前神经功能受损以及 IDH 野生型等均为不良预后因素，建议积极进行早期放疗和（或）化疗。而对于年龄<40 岁且肿瘤完全切除的患者，可选择密切观察，待肿瘤进展后再进行治疗。

胶质瘤患者在放疗时是否要联合化疗

高级别胶质瘤，强烈推荐成人初治者进行放疗联合替莫唑胺同步化疗，并在放疗后进行 6 个周期的替莫唑胺辅助化疗。联合使用替莫唑胺，可显著延长患者的生存期，特别是在 MGMT 启动子区甲基化的患者中效果更为显著。低级别胶质瘤（WHO 1 级和 2 级），化疗的必要性存在争议。存在高风险因素的低级别胶质瘤患者，应考虑包括化疗在内的辅助治疗。特别是伴有 1p/19q 联合缺失（染色体变异）的患者，优先考虑化疗，可推迟放疗。

电场治疗是放疗的有效搭档，对吗

电场治疗是一种新型抗癌疗法，通过使用特定频率的电场来破坏细胞的分裂，抑制肿瘤生长并诱导肿瘤细胞死亡。这种治疗推荐用于新诊断的胶质母细胞瘤和复发的高级别脑胶质瘤的治疗。电场治疗通过无创便携式设备实施，该设备通过头皮上的电场贴片发挥作用，已被研究证明是安全且有效的。患者要在日常生活中佩戴一套电场设备，大约重1kg，每天佩戴时间超过18小时，定期更换电极片，主要不良反应是皮肤刺激。

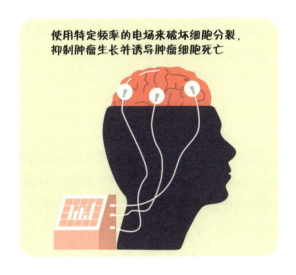

使用特定频率的电场来破坏细胞分裂，
抑制肿瘤生长并诱导肿瘤细胞死亡

脑部电场治疗的安全性如何？是否有触电风险

电场治疗采用电场而非电流，使用外置导线为头部贴敷的电极片供电。这些电极片产生的是低强度、中频的交变电场，破坏颅内胶质瘤细胞分裂期的纺锤体形成和诱发细胞器电泳运动等，从而达到杀伤肿瘤细胞的作用。电极片由陶瓷包裹，整个设备完全绝缘，不会有电流通过人体。在正确使用和监督下，电场治疗是非常安全的，不会有触电风险。

脑膜瘤的发生与哪些因素有关

脑膜瘤是源自脑膜的肿瘤，通常认为是良性的，但它的生长可能对周围脑组织产生压迫。目前脑膜瘤的确切成因尚不完全清楚，但已研究发现一些可能的相关因素。①遗传因素：Ⅱ型神经纤维瘤病与脑膜瘤风险增加相关。②辐射暴露：接受过电离辐射的人群，如原子弹幸存者和接受过头部放射治疗的患者，脑膜瘤风险增加。③激素水平：研究表明雌激素可能在脑膜瘤发展中起作用，避孕药或激素替代治疗与脑膜瘤风险增加相关，女性发病率也相对较高。④年龄：脑膜瘤发病率随年龄增加而上升，中老年人群中更常见。⑤头部创伤：头部受创后可能增加细胞突变风险，从而诱发脑膜瘤。⑥环境和生活方式因素：尽管目前对这些因素与脑膜瘤风险的关系了解有限，但它们通常被考虑在内。

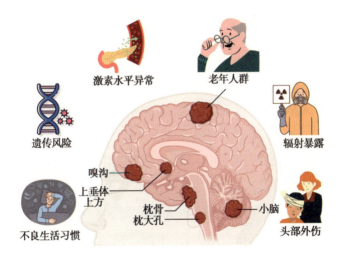

激素水平异常

老年人群

遗传风险

辐射暴露

嗅沟

上垂体
上方

枕骨
枕大孔

小脑

不良生活习惯

头部外伤

脑膜瘤会发生转移吗

脑膜瘤是否会发生转移，需要根据病理学分型和临床症状综合判断。大多数脑膜瘤倾向于良性，转移概率很低。尽管如此，仍有少数良性脑膜瘤可能发生恶变，称为间变性脑膜瘤，这种情况常见于多次复发的脑膜瘤或颅外转移患者。恶性脑膜瘤容易侵入周围组织，后期易复发，可能有转移风险。

脑膜瘤是良性肿瘤还是恶性肿瘤

脑膜瘤是起源于蛛网膜的肿瘤，大多数情况下是良性的，但也有恶性的情况。脑膜瘤的恶性程度根据 WHO 分级为 1～3 级，分级越高，恶性程度越高。其中 1 级是最常见的良性类型，2 级和 3 级则代表更高恶性程度的脑膜瘤。恶性脑膜瘤，或称为间变性脑膜瘤，较为罕见，呈侵袭性生长，与脑组织界限不清，可能导致严重的脑水肿和坏死，有时甚至发生转移，主要累积于肺和淋巴结。

哪些脑膜瘤术后要放疗呢

脑膜瘤的术后放疗需求取决于几个关键因素。①肿瘤分级。高级别（恶性）脑膜瘤术后通常要接受放疗。低级别（良性）脑膜瘤如果手术能完全切除肿瘤，可能不要立即进行放疗。但如果存在复发风险或未能完全切除，可考虑放疗。②手术情况。当肿瘤无法完全切除时，放疗是重要的辅助治疗手段，以减少复发的可能性。③肿瘤的位置和大小。某些肿瘤由于其位置或大小，即使经过手术，也有很高的复发风险，放疗就是一个重要的治疗选择。

患有脑膜瘤，是否一定要手术

手术是治疗脑膜瘤的主要方法，但是否需要手术取决于肿瘤的大小、位置和生长速度等因素。对于直径＜2cm且无症状的脑膜瘤，可以选择密切观察和定期复查。如果脑膜瘤＞3cm或引发头痛、恶心、四肢无力、行走困难和癫痫等症状，则应尽快评估是否适合手术治疗。

为什么说射波刀是脑膜瘤治疗的"黑科技"

射波刀（cyberknife，CK）是一种结合了机器人技术、加速器、影像引导和同步呼吸追踪的先进放射外科治疗系统，用高能 X 射线在立体空间中聚焦照射肿瘤，且能根据肿瘤的大小自动调整放疗范围，有效杀死肿瘤细胞，特别适用于邻近重要神经结构的颅内肿瘤。相比传统加速器放疗，射波刀具备三个优势。①疗效更优：提高肿瘤的局部控制率，延长患者总生存时间。②治疗时间缩短：传统放疗耗时约 2 个月，而射波刀患者仅做 3～5 次照射，大约 1 周时间即可完成。③不良反应更小：通过靶区形状调整和实时追踪技术，射波刀能更精准地定位肿瘤，最大限度保护周围正常组织。

脑膜瘤是否必须做化疗

目前的研究表明，化疗在新诊断的脑膜瘤或手术切除后的治疗中并未显示明确的效果。美国国立综合癌症网络（National Comprehensive Cancer Network，NCCN）指南建议，仅在无法通过手术或放疗治疗的复发或进展的脑膜瘤情况下考虑使用化疗。然而，化疗药物对于复发或进展的脑膜瘤的治疗效果通常有限。

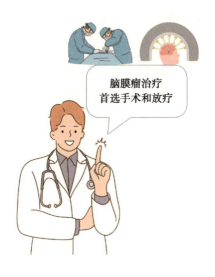

脑膜瘤治疗首选手术和放疗

为什么颅内生殖细胞肿瘤多发于儿童

颅内生殖细胞肿瘤多发于儿童，与这个年龄段患者的生长激素水平和免疫功能不完善有关。受精卵从单细胞到胚胎再到胎儿，整个发育过程十分的复杂。正常的情况下，原始的生殖腺体应该盆腔和阴囊发育成熟为卵巢或睾丸。但是如果原始生殖腺错误地到达了脑内的松果体、鞍区、丘脑等部位，就成为颅内生殖细胞肿瘤的"坏种子"。少年儿童身体处于快速生长发育期，中枢神经系统在生长发育当中，体内激素水平快速变化，给潜伏的颅内生殖细胞肿瘤"坏种子"提供了优良的土壤。同时，少年儿童免疫系统对抗肿瘤的能力相对较弱，肿瘤容易逃避免疫监控。

髓母细胞瘤手术以后为什么要全脑全脊髓放疗

　　髓母细胞瘤是一种发生在中枢神经系统的恶性肿瘤，恶性程度很高，又常常长在脑脊液循环的"交通枢纽"位置，肿瘤细胞容易在脑脊液中扩散，导致脑室、脊髓内部种植性转移。手术是髓母细胞瘤的重要治疗手段，但手术切除以后，可能有微小的癌细胞残留在瘤床周围组织中，也可能有一部分癌细胞进入脑脊液循环。因此术后进行全脑全脊髓放疗，杀灭可能残留在瘤床周围组织中的微小癌细胞，消灭可能进入脑脊液循环的癌细胞，以减少局部复发的风险，预防肿瘤细胞在脑室和脊髓的播散，从而延长患者的生存期。

全脑放疗防复发，实践效果人人夸

清除残留癌细胞

预防复发转移

延长患者生存期

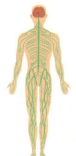
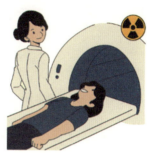

儿童中枢神经系统肿瘤放疗后会影响以后的生长发育吗

　　放疗的确会对儿童的生长发育造成不良影响，放射线一方面会影响内分泌系统的功能，导致激素水平异常，影响性成熟过程；另一方面会损害骨骼细胞的分裂增殖过程，从而影响身高增长。如何避免或减少放疗对患儿的生长发育的影响，需要医生与家属共同讨论疗效和不良反应的平衡，并采取有效的预防措施。

生长激素内分泌，儿童放疗要注意

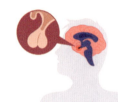

放疗可能影响生长激素分泌，从而影响生长发育

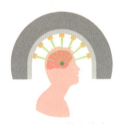

一级预防：精准放疗

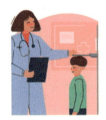

二级预防：定期随访

生殖细胞瘤放疗大不同

颅内生殖细胞瘤，由于其深入大脑的位置和手术的技术限制，其手术治疗成为神经外科领域的一个巨大挑战，而颅内生殖细胞瘤对放疗有着极高的

敏感性，常规剂量的放疗仅需2~5次，肿瘤就有可能完全消失。因此，放疗在治疗中扮演了至关重要的角色。在临床实践中，对于疑似颅内生殖细胞瘤的患者，医生们常采用诊断性放疗。如果经诊断性放疗后，肿瘤得到缓解或大部分消失，那么生殖细胞瘤的临床诊断便得以成立。目前，颅内生殖细胞瘤的放疗方法主要有全脑全脊髓预防照射配合局部加量照射放疗，以及全脑室照射加局部加量两种，医生会根据患者的具体病情，选择最适宜的放疗方案。

全脑全脊髓放疗采用什么放疗设备最合适

全脑全脊髓放疗有多种放疗设备可供选择，包括调强放疗、螺旋断层放射治疗（TOMO）等。TOMO是目前做全脑全脊髓放疗的最优选择，这项放疗技术在未来将有更广阔的应用前景。①直线加速器调强放疗：单个射野最大只能照射40cm的区域，对于全脑全脊髓这种形状复杂的超长靶区，只能通过几个射野拼接照射，而射野衔接区域容易出现剂量的不均匀的现象：② TOMO 单一照射野最大长度可达 140cm，全脑全脊髓靶区可以一次性完成照射，可以实现更高的精准度和更低的不良反应，能够最大限度地保护周围正常组织，提高肿瘤治疗效果，比常规加速器放疗大大缩短了治疗时间。

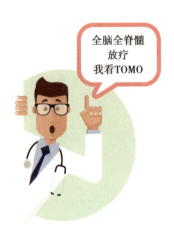

有让人变成"巨人"的颅内肿瘤吗

某些类型的颅内肿瘤，特别是生长激素腺瘤，可导致患者发展为巨人症。如垂体瘤，一种在颅内蝶鞍区域发生的肿瘤，大多数是良性的，生长缓慢，可以分为功能性和无功能性两种，其中功能性垂体瘤占比约 2/3。功能性垂体瘤包括泌乳素瘤、促肾上腺皮质激素瘤、生长激素腺瘤、促甲状腺激素腺瘤等。生长激素腺瘤会分泌过量的生长激素，如果这种肿瘤发生在青春期前骨骺线闭合之前，患者可能会发展为巨人症，身高显著超过常人。

生长激素内分泌，注意调节不畏"巨"

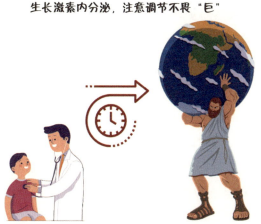

为什么垂体瘤会影响视力

垂体位于颅底中央的垂体窝内，紧邻视交叉。因此，当垂体瘤向上生长时，可能会压迫到视交叉。在垂体瘤较小时，尚未压迫到视交叉一般不会对视力或视野产生影响；随着肿瘤的增大，压迫或侵犯视交叉，患者就可能出现视力障碍和视野缺损。

为什么垂体瘤可能会导致不孕不育

泌乳素瘤是最常见的功能性垂体瘤，大约占垂体腺瘤的45%。这种肿瘤能够分泌大量泌乳素，引发高泌乳素血症。在女性患者中，轻度升高的泌乳素可能导致黄体功能不足，引发反复自然流产。随着泌乳素水平的持续升高，可能出现排卵障碍，表现为功能失调性子宫出血、月经稀发、闭经或不孕症。在男性患者中，则可能出现性欲减退、勃起功能障碍、射精障碍、生精减退等症状，导致不育。此外，某些无功能性垂体大腺瘤可能因其占位效应直接压迫正常垂体，影响下丘脑－垂体－性腺轴的功能，进而引发高泌乳素血症，导致不孕不育。

什么样的垂体瘤要配合术后放疗

垂体瘤患者在手术后可能要进行放疗，尤其是这三种情况要补充术后放疗，以进一步控制肿瘤的增长，减少复发的风险。①手术无法完全切除肿瘤，如肿瘤靠近重要血管而无法安全全切；②术后持续存在过度分泌功能的垂体瘤；③术后复发且再次手术的患者。

恶性肿瘤为什么会脑转移

颅内转移瘤的形成主要是由外周肿瘤通过血液转移到脑部。随着全身治疗技术的提升，患者的生存期延长，肿瘤转移到脑部的机会相应增加。此外，随着早期诊断技术的进步，尤其是磁共振成像（MRI）的广泛使用，脑转移的检出率也在不断上升。

血行转移的过程包括以下五个步骤环节。①肿瘤细胞从原发部位脱落；②侵袭局部血管；③通过循环系统转移；④穿透血脑屏障；⑤在脑内定植。

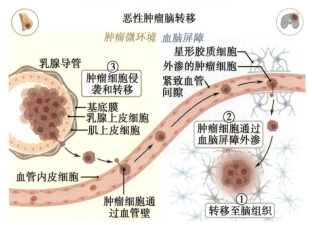

肿瘤转移不可控，早诊早治很有用

恶性肿瘤脑转移

肿瘤微环境　血脑屏障

乳腺导管

③肿瘤细胞侵袭和转移

基底膜
乳腺上皮细胞
肌上皮细胞

血管内皮细胞

星形胶质细胞
外渗的肿瘤细胞
紧致血管间隙

②肿瘤细胞通过血脑屏障外渗

肿瘤细胞通过血管壁

①转移至脑组织

哪些方法能治疗脑转移瘤？能活多久

　　治疗脑转移瘤的治疗方法有五种。①激素治疗：甘露醇联合激素使用减轻脑水肿，缓解症状。②全脑放疗：这是一种为状态较差的脑转移患者公认的标准治疗手段。③手术治疗：手术不仅能直接切除转移病灶，减轻肿瘤相关症状，还能提供肿瘤组织的病理诊断。④立体定向放疗：包括立体定向放射外科治疗（SRS）和分次立体定向放射治疗（FSRT），提供精确靶向的放射治疗，治疗一次或几次即可。⑤化疗药物和分子靶向药物：单药或联合抗血管生成靶向药物也是有效的选择，能在脑转移灶中达到较高的浓度，发挥抗血管生成效应，明显抑制脑转移瘤的增殖。

脑转移瘤患者存活时间因个体差异而不同，取决于多种因素，如原发肿瘤类型、患者的年龄、总体健康状况、脑转移的数量和位置、治疗反应等。有些患者对治疗反应良好，可能存活数月甚至数年；相反存活时间较短。

脑转移瘤什么时候手术，什么时候放疗

脑转移瘤治疗时，医生会根据患者的具体情况，决定采用手术或放疗。这三种情况通常考虑手术治疗。①当颅外原发灶不明确或取材困难，要进行肿瘤活检以明确病理诊断；②单发或少于三个的脑转移瘤，导致头痛、恶心、呕吐等颅内压增高症状，且位于可手术切除区域；③在脑转移瘤手术或放疗后复发，导致颅内压增高的症状明显的患者。对于原发肿瘤和脑转移瘤诊断明确、能耐受放疗的患者，无论脑转移瘤的数量多少，均可考虑放疗；脑转移瘤术后的患者，建议进行术后放疗。

专家有话说

手术和放疗都是脑转移瘤有效地治疗手段，需要根据患者具体情况具体分析。但放射治疗由于创伤小，见效快，对身体要求更低，具有更大的优势。对于很多术后患者，都需要补充术后放疗。

脑转移瘤放疗选择全脑放疗，还是局部放疗

脑转移瘤在选择放疗方式时，需根据患者的一般状况和预期生存期来决定。对于一般状况良好、颅外病灶得到良好控制、预期生存期较长的脑转移瘤患者，首选立体定向放疗，这种方式可以更好地保护神经认知功能。相反，如果患者的一般状况较

差、颅外病灶控制不佳、预期生存期较短，则可以考虑全脑放疗。

脑转移瘤可以先选择药物治疗吗

在处理脑转移瘤时，药物治疗是一种可行的选择。药物治疗主要分为两类：抗肿瘤治疗药物和对症支持药物。

(1) 抗肿瘤治疗药物：药物的选择主要基于肿瘤的组织学类型和分子生物学特征，而与转移瘤的具体位置无关。对于脑转移瘤，选择能够有效穿透血脑屏障的药物可能更有利于控制脑内病灶。①根据原发肿瘤的类型，选择相应的传统化疗药物。②抗血管生成药物（如贝伐珠单抗）。③基于基因检测结果，选择相应的靶向治疗药物。④免疫检查点抑制药（如 PD-1 抑制药、PD-L1 抑制药、CTLA-4 抑制药等）在适当情况下也能有效控制脑转移病灶。

(2) 对症支持治疗药物：主要包括用于控制颅高压的药物，如甘露醇、地塞米松等。若出现癫痫发作，抗癫痫药物也是对症治疗的一部分。

专家有话说

　　脑转移瘤是恶性肿瘤中晚期的重要表现与标志之一，需要系统而综合的治疗，药物在脑转移瘤的系统治疗中具有重要作用。放疗是脑转移瘤最有效的治疗方法之一，在放疗基础上配合药物治疗，对于提高疗效至关重要。

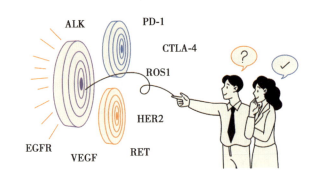

脑转移瘤优先选择哪种放疗技术呢

　　对于适合放疗的脑转移瘤患者，建议优先考虑立体定向放疗。这种放疗技术不仅可以提供良好的局部控制效果和生存结果，还能更好地保护神经认知功能，从而提高患者的生活质量。立体定向放疗通过精确定位病灶并集中放射剂量，最大限度地减少对周围健康脑组织的影响，因此在提供有效治疗的同时保护患者的神经功能。

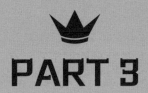

PART 3

知己知彼
放疗前的准备

　　放疗的过程一般经历 1 个月以上的时间，时间比较长。因此，患者和家属需要充分理解放疗的必要性和重要性，了解放疗前的准备、放疗的时间、放疗流程、各个环节的具体要求及放疗前、放疗过程中和放疗后的注意事项，做好各个方面的准备和计划，有利于做好心理准备，与医护做好充分的配合，顺利完成放疗计划，保证放疗的疗效、减轻不良反应。

手术之后多久放疗呢

手术后进行放疗的时间取决于多种因素，包括患者的具体病情、伤口愈合情况和身体恢复状况。一般而言，放疗在手术后的 4～6 周开始，但这并不是绝对的。如胶质母细胞瘤手术未完整切除患者，考虑这部分患者复发风险高，建议术后 2 周之后如果身体恢复良好，且手术伤口已经修复，就可以开始放疗。尽量不要超过 6 周。

治疗结束莫焦虑，后续治疗有依据

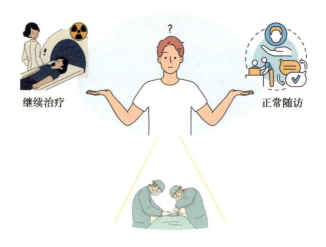

继续治疗　　　　　　　　　　　　　正常随访

放疗前要做哪些检查

放疗前的主要检查包括三大类。①全面的医学评估：进行详细的病史询问、身体检查，评估患者的整体健康状况。②影像学检查：如磁共振成像（MRI）、计算机断层扫描（CT）等，这些检查用于确定肿瘤的具体位置和大小。③实验室检查：主要是血液检查，以评估患者的器官功能和整体健康状况，确保患者能够承受放疗。

放疗之前要检查，身体功能恢复好

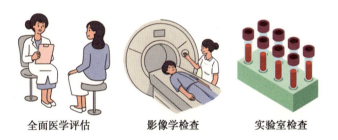

全面医学评估　　　　影像学检查　　　　实验室检查

CT 和磁共振检查一样吗

CT（计算机断层扫描）和 MRI（磁共振成像）

是肿瘤诊断和治疗中两种常用的影像学检查方法，它们虽然都是影像学检查，但在原理和提供的信息上有很多不同。①CT利用X射线进行扫描，通过旋转的X射线源和探测器对患者进行多角度扫描，然后通过计算机处理生成一系列横断面、矢状位、冠状位图像。CT在密度分辨率和空间分辨率方面表现优异，能清晰显示体内各种组织结构，对于诊断肿瘤等疾病非常有价值。②MRI利用磁场和射频脉冲使体内组织产生信号，再通过检测和分析这些信号生成图像。MRI能够提供丰富的软组织信息，包括脂肪、肌肉、水分等，具有较好的软组织分辨率和多参数成像能力，对于诊断肿瘤同样具有重要价值。磁共振还能提供不同的功能成像技术，可以帮助判断疾病的特定信息。

放疗需要几个周期

一般而言，放疗作为一种局部治疗方法，通常在作为根治性或辅助性治疗时只需进行一个周期。但这个"周期"指的是整个放疗计划的完整执行过程，而不是单纯的天数。放疗的具体天数因人而异。

在多数情况下，一个放疗周期可能包括数天至数周的治疗。如一个标准的放疗周期包括每天（周一至周五）进行放疗并且持续几周时间。具体天数取决于多种因素，包括肿瘤的类型、位置、大小，以及患者的整体健康状况。

放疗的次数是多少，能减少吗

放疗次数的确定是基于多方面因素的综合考量，包括患者术前肿瘤的侵犯范围、术中观察情况、术后病理类型、组织学分级和分子分型等信息。传统放疗、调强放射治疗（IMRT）和螺旋断层放射治疗（TOMO）通常进行常规分割，每周进行5次治疗，周一到周五放疗5次，周六周天休息2天，持续约6周。然而，随着医学技术的进步，如立体定向放射治疗（SBRT）等新型放疗技术能在更短时间内提供更高剂量的放射线，从而有可能减少治疗次数。

是否能减少治疗次数应由放疗医师根据患者的具体情况和最新的临床指南决定。在极特殊情况下，如患者出现无法耐受的不良反应，可能会考虑减少放疗次数，但这可能会对治疗效果不利。

脑胶质瘤放疗大约需要多少钱，多长时间

脑胶质瘤放疗的费用因病情需要、选择的放疗设备和技术而异。放疗通常每周进行 5 次。低级别胶质瘤一般需要进行 25 次左右放疗，总耗时大约为 5 周；而高级别胶质瘤一般需要进行 30 次放疗，总耗时约为 6 周。放疗的具体费用会根据不同地区的物价有所差异，报销前大致范围在 5 万～10 万元，根据各地医保政策会有不同比例的报销。质子放疗和重离子放疗则需要更多的费用。患者在接受治疗前应咨询医生和医保部门，以获取准确的费用信息和时间安排。此外，使用带有图像引导的放疗设备能提供更精确的治疗，但相应的费用也更高。

放疗的具体流程是什么呢

了解放疗的整个流程对患者和家属来说是非常重要的。这有助于他们更好地理解整个治疗过程，减少不确定性和焦虑，从而更积极地配合治疗。放

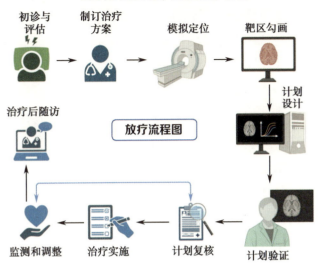

放疗是项技术活，流程缜密时间多

初诊与评估 → 制订治疗方案 → 模拟定位 → 靶区勾画 → 计划设计 → 计划验证 → 计划复核 → 治疗实施 → 监测和调整 → 治疗后随访

放疗流程图

疗的具体流程有十个步骤。①初诊与评估：放疗医师综合病情状态、体检结果和影像检查等资料，全面评估。②制订治疗方案：基于评估结果，医生会制订个性化的放疗方案，包括放疗剂量、次数和治疗区域等。③模拟定位：患者要按医生指示躺在治疗床上，制作固定体位的面颈部模具，然后在定位CT机上进行CT扫描，有条件的中心CT定位后，应用相同的模具进行核磁模拟定位，以确保放疗精确地作用于目标区域。④靶区勾画：医生在模拟 CT 图像或者模拟 CT 与模拟 MRI 的融合图像上勾画照射的靶区和要保护的正常组织，并提出处方剂量要求。⑤计划设计：物理师根据医生的处方剂量要求，在治疗计划系统中进行模拟计算，设计出符合要求的治疗计划，包括放疗的角度和剂量分布。⑥计划验证：物理师在治疗机器上利用模体进行实际照射剂量测量，确保设计的治疗计划在实际执行时无偏差。⑦计划复核：患者在治疗机器上进行治疗中心点的位置验证。⑧治疗实施：治疗技师在治疗机器上为患者执行治疗计划。治疗通常每次持续几分钟到半小时。⑨监测和调整：治疗过程中，医生会反复评估治疗效果和患者反应，包括体格检查和血液检验，必要时调整治疗方案。⑩治疗后随访：放疗结束后，患者要定期随访，以监测恢复情况和迟发性不良反应。

放疗前为什么要剪短头发

接受放疗前，医生通常会建议患者剪短头发，这是基于 2 个原因。①提高治疗精确性：放疗通常要分次进行，如每周 5 次、连续 6 周、总共约 30 次完成整个治疗计划。为了确保每次治疗的体位保持一致，头发的长度和厚度成为关键因素。②减少皮肤刺激：在放疗过程中，皮肤可能会出现红肿、烧灼感等反应。剪短或剃除头发可以减轻这些皮肤反应，尤其是在头皮区域的放疗。

剪短头发定位准，皮肤照射可减损

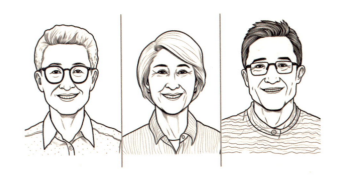

儿童不能配合放疗摆位固定怎么办

相比于成人患者，儿童在接受放疗治疗时需要更多的关爱和耐心，可利用一些小玩具来转移孩子的注意力，播放一些孩子喜欢的音乐或动画片，但对于心理辅导不能奏效的小朋友，那么就需要医生使出"撒手锏"了，就是全身麻醉状态下放疗。这种特殊情况，需要麻醉科医师和放疗科医师、技师共同协作完成。麻醉医生会在放疗开始前给孩子进行全身麻醉。然后，放疗医生对小患者进行摆位固定，实施放射治疗。当完成治疗后，医护人员会将他们送回恢复室进行观察，直到完全清醒。

儿童全麻状态进行放疗会不会有很大风险

现代麻醉技术已经有上百年的历史，被广泛应用于手术和诊断领域，实践证明它是一种非常安全的医疗技术。全麻下放疗技术在国内一些医疗机构已经开展了十余年了，技术流程也十分成熟。从放疗前麻醉准备、麻醉监护、放疗实施、放疗后复苏观察、应急处置等各个环节均有健全的制度保障和人员配备。具体的实施过程中，医生会根据患儿的年龄、体重和病情等因素来选择适合的麻醉方式，药物剂量和监控手段都经过精心设计和严格控制。

这些措施可以最大程度地减少儿童在接受放疗时可能面临的麻醉风险。

为何定位后要等候一段时间才会开始放疗

从定位完成到放疗正式开始的等待时间，是医生和物理师为患者量身定制其治疗计划的时间，此间完成三个任务。①医生会进行靶区勾画，这一步骤涉及在模拟 CT 图像或者模拟 CT 与模拟 MRI 的融合图像上勾画出应照射的靶区和要保护的正

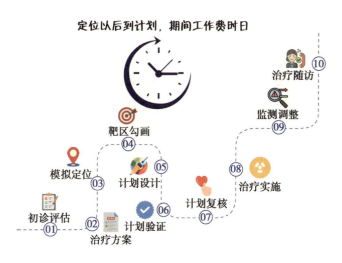

定位以后到计划，期间工作费时日

靶区勾画
04

模拟定位
03

初诊评估
01

治疗方案
02

计划设计
05

计划验证
06

计划复核
07

治疗实施
08

监测调整
09

治疗随访
10

常组织，同时提出治疗的合适剂量。②物理师根据医生提出的剂量要求在治疗计划系统中进行模拟计算，设计出符合要求的治疗计划。③医生评估认可治疗计划，物理师在实际治疗设备上用模体进行照射剂量测量验证，确保治疗计划执行时无偏差。

放疗开始前，医生和患者还要做哪些准备

在开始放疗之前，医患要做三项准备。①生活方式准备：医生会提供饮食建议，帮助患者保持良好的营养状态，以及提供休息、运动和应对压力的生活方式指导。②基础疾病的准备：如高血压、冠心病等，医患讨论如何在放疗期间管理这些疾病，使基础疾病处于稳定状态，防止其影响放疗的进行。③理解和沟通的准备：医生要与患者及其家属就放疗可能的不良反应、风险进行详细的解释和沟通，确保他们对整个治疗方案有充分的理解，并具备积极配合的态度和治疗信心。

放疗会疼吗

　　放疗本身是一种非侵入性治疗，通常不会直接引起疼痛。这种治疗方法使用聚焦照射，将放射线集中于肿瘤区域，同时最大程度地保护周围的正常组织。尽管放疗过程中不会引起疼痛，但它可能会产生一些不良反应。如放射线治疗可能导致治疗区域及其周围的组织发生暂时性水肿，这种水肿可能会增加颅内压，从而引起疼痛。此外，接受放疗的皮肤区域可能出现红肿、瘙痒或干燥等反应，类似于轻度晒伤，既而诱发疼痛。

放疗一般不会疼，少有颅内压力大

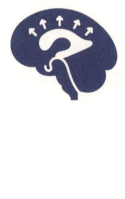

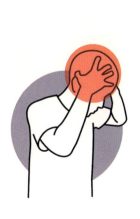

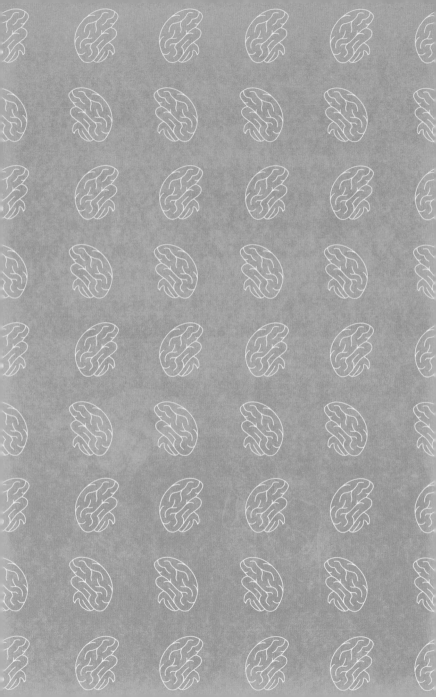

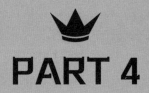

PART 4

有的放矢
放疗中的注意事项

正确认识放疗，是避免放疗误区的重要途径。本篇主要解答患者在放疗期间的不良反应、饮食营养、功能锻炼及常见误区问题，对改善患者情绪状态、增强战胜疾病的信心、提高放疗效果意义重大。

接受放疗后，患者身体会有辐射吗，影响他人吗

放疗是利用放射线杀灭肿瘤细胞，分为外照射和内照射两种。外照射通常通过大型放射设备（如直线加速器、^{60}钴）将射线从体外投射，患者的确会受到一定程度的辐射，但这种辐射只会对患者自身产生影响，并不会影响周围的人。放疗结束后，患者身体不会残留辐射，也不会对他人造成辐射。内照射则将放射性物质直接植入肿瘤组织，会使患者携

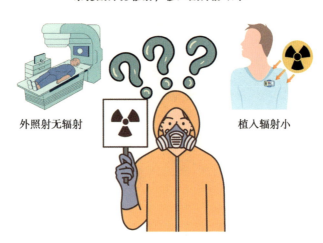

常见放疗无辐射，植入放疗影响小

外照射无辐射 　　　　　　　　　　　植入辐射小

带小剂量辐射。常规放疗多选用外照射技术，因此，患者及家属无须担心接受外照射的患者会对他人造成辐射危害。

放疗会影响记忆力和认知功能吗

放疗可能会对大脑中敏感的神经细胞产生影响，从而在一定程度上影响记忆力和认知功能。然而这种影响程度因人而异，与患者的年龄、放疗剂量和区域以及整体健康状况等多个因素相关。年轻、健康状况良好的患者可能受到的影响较小。放疗对记忆力和认知功能的影响可能是暂时性的。在放疗过程中，患者可能会经历短期的记忆力和认知功能下降，但这些症状在放疗结束后通常会逐渐恢复。

研究显示，许多患者在放疗结束后的 6 个月或更长时间里，其记忆力和认知功能能够恢复到治疗前的水平。为了减轻放疗对记忆力和认知功能的潜在影响，患者可以通过阅读、游戏、运动等活动锻炼大脑。同时，医生可以通过调整放疗剂量和区域，尽量减少对大脑的影响。

放疗会使人变傻吗

　　脑部传统放疗可能对认知功能产生影响，这种影响与肿瘤的位置、大小、放疗范围、剂量和是否联合化疗等因素紧密相关。特别是在全脑放疗后，患者可能在 6 个月到 2 年内发生晚期迟发损伤，表现为不可逆的、进行性神经功能障碍，如一侧肢体运动或感觉障碍、失语、智力减退和精神异常等。但是，随着海马保护技术的应用和先进放疗设备的

损伤不是傻，精准放疗佳

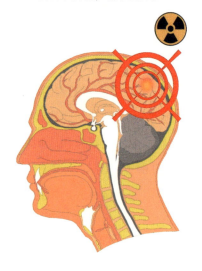

使用，对大脑关键区域（如海马区）的放射剂量已显著降低，而且药物治疗、高压氧治疗或手术等方法的干预，在很大程度上减少了认知功能障碍的风险。因此，尽管放疗可能对认知功能有一定影响，但这并不意味着它会导致患者智力下降或变傻。

放疗时，患者眼睛看到红光、鼻子闻到异味是怎么回事

部分患者在放疗的过程中，突然看到红光、闻到异味，可能由客观和主观因素导致。①客观存在的刺激因素。在放疗过程中为了保证治疗的精确性，放疗设备上附带有摆位、对位用的激光灯，激光源以红色、绿色多见；放疗设备电离空气产生的臭氧导致患者能闻到异味。但这些异常感觉并不会对人体产生附加伤害。②放射线刺激导致的主观感受。在放疗过程中，某些器官感受器、神经传导通路或者感觉中枢受到放射线的刺激都有可能短暂存在一些"幻觉"，放疗结束后会逐渐恢复正常。

因此，在放疗过程中出现眼睛看到红光、鼻子闻到异味这些症状不必过分担心，按照医生要

求，在治疗过程中保持姿态、避免直接注视放疗设备。

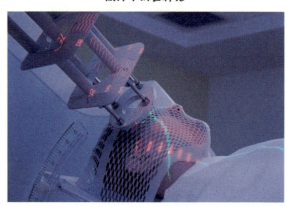

放疗中的各种光

放疗期间"感冒"了怎么办

　　放疗患者出现感冒症状时，进行血液和影像学检查，以判断是否存在严重的感染，如肺部感染或呼吸道感染，根据症状严重程度来确定处理办法。①轻微症状处理：患者仅有轻微感冒症状，建议增加饮水量，保持充足休息，饮食应以清淡、易吸收且营养丰富为宜。一般1周左右可自愈。②显著症状处理：若患者出现显著上呼吸道症状，如频繁打喷嚏、流鼻涕、鼻塞等，可适当使用感冒药物对症治疗，缓解症状，尽量保证放疗顺利进行。③重症感染处理：若患者出现寒战、高热等严重感染症状，应立即停止放疗，积极进行针对性的抗病毒和抗菌治疗。待病情缓解后，再继续进行放疗。此外，还须密切监测放疗不良反应，及时对症处理。

一般感冒处理好，高热寒战莫放疗

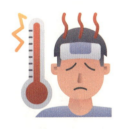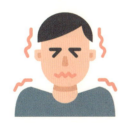

放疗期间要忌口吗

放疗期间，患者的饮食选择需要特别注意。建议避免食用辛辣、刺激性食物、生冷食品、油腻食物、腌制品及酒类。这些食物可能加重放疗带来的不良反应或影响治疗效果。强调均衡饮食，多食用富含维生素和蛋白质的食物，以保障机体的需求。部分患者可能会出现食欲减退，体重明显下降，应鼓励患者少量、多次进食，并适当补充如经口膳食营养补充剂等。另外，对于同时口服抗癌药物的患者，应避免摄入西柚（又称葡萄柚），以免影响药物的代谢。

避免食用辛辣、刺激性食物、生冷食品、油腻食物、腌制品及酒类

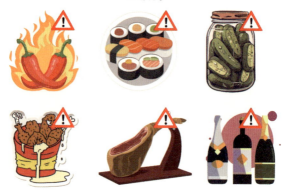

放疗期间怎样补充营养

放疗患者的营养补充是其恢复过程中的关键因素，需要特别注意以下三方面。①放疗期间建议高热量饮食，确保身体获得足够能量，抵御治疗消耗。"蛋白质、维生素和矿物质"三者的摄入，对于维持肌肉质量、保持强大的免疫系统和支持组织修复过程也至关重要。②具体到饮食安排，建议患者选择清淡、易消化的食物，采取少食多餐模式。重点摄入高热量、高蛋白、高纤维、富含维生素的食物，如肉类、鱼类、鸡蛋、乳制品、豆制品、果蔬，避免摄入烟酒、辛辣、油炸、干硬等刺激性食物。③保持充足水分摄入也非常重要，除白开水外，还可以饮用牛奶、果汁、汤类或其他流质食物，促进更好营养吸收。

少食多餐易消化，优质蛋白热量佳

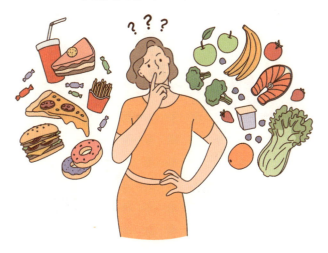

放疗期间怎么锻炼

现有的研究证据显示，适当的运动不仅在癌症治疗期间是安全的，而且对于改善身体状况、缓解疲劳以及提升生活质量都有显著效果。放疗期间的患者应选择轻至中度的锻炼方式，并避免过度劳累，必要时咨询医生的建议。①温和的有氧运动，包括漫步、慢跑、健身操等，既有助于心情放松，又对疾病恢复大有裨益。②娱乐性体育运动，如打羽毛球、乒乓球、门球等，不仅增加身体活动量，还能在娱乐中助力身体恢复。

适当运动改善身体状况、缓解疲劳、提升生活质量

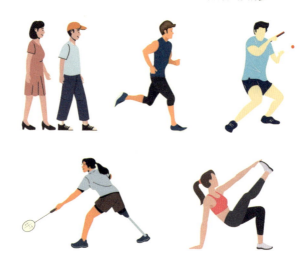

胶质瘤患者为什么要注重睡眠质量

　　越来越多的研究指出，睡眠质量可能与脑胶质瘤的发生及发展密切相关。充足且高质量的睡眠能够促进神经细胞功能恢复。胶质瘤确诊后的患者可能因心理压力、焦虑、疼痛、放化疗的不良反应，以及甘露醇等引起的中枢兴奋等因素，面临睡眠质量下降的问题。改善睡眠质量，患者可以采取一些简单的措施，如适当提早晚餐时间，避免食用刺激性食物，减少睡前饮水量，睡前用热水泡脚，以及听轻柔音乐等。

生物钟是身体内部时钟的一部分；可遵循24小时的时间表，并调节睡眠–清醒周期

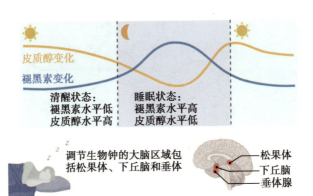

皮质醇变化
褪黑素变化

清醒状态：
褪黑素水平低
皮质醇水平高

睡眠状态：
褪黑素水平高
皮质醇水平低

调节生物钟的大脑区域包括松果体、下丘脑和垂体

松果体
下丘脑
垂体腺

脑部放疗为什么会掉头发，以后还能长出来吗

放射线的剂量累积到一定程度，照射区域波及的头皮毛囊生长和增殖会受到干扰，导致毛发生长受到抑制，出现脱发的情况。如果脑部放疗照射区域比较小，则患者会出现该区域局部斑秃；如果全脑放疗，则患者头发基本上会全秃。还有一部分脑部放疗患者同时做了化疗，头发脱落会更严重一些。

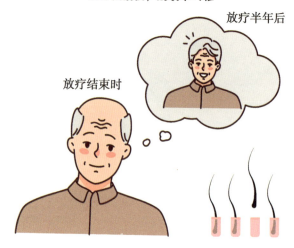

放疗恢复快，脱发不可怕

放疗半年后

放疗结束时

虽然脱发对患者来说是一个困扰，但是通常情况下，在治疗结束2~3个月后，脱落的头发是可以再次长出来的。

放疗会影响视力吗

放疗对视力的影响，具体情况需要根据放疗的部位以及放疗的剂量来决定。在进行放射治疗时，医生会对视觉器官实施严格的剂量限制，以减少对视力的潜在影响。在一般的体部放疗中，对视力的影响几乎可以忽略不计。如果肿瘤邻近或直接侵犯视觉相关结构，可能会出现一些与视力相关的不良反应，如眼干、畏光、视物模糊、异物感、疼痛感以及视神经病变等，影响视力的程度可能会增加。

放疗期间口干和味觉减退怎么办

放疗期间出现口干和味觉减退，可从三方面缓解。①日常饮食调整：多喝水，辅以酸性食物（如乌梅、柠檬片）来刺激唾液分泌、缓解口干。同时，建议摄入富含 B 族维生素和维生素 A 的食物（如牛奶、玉米、深绿色蔬菜、芒果、鸡蛋、香蕉等），以促进口腔黏膜修复和味觉恢复。②保持口腔卫生：定期清洁口腔，使用具有抗菌作用漱口水（如洗必泰、硼酸等）以避免口腔感染。③药物干预：医生指导下使用中药（如蒲公英、沙参、酸枣仁等）煎服缓解口干，也可使用麦冬、金银花等泡水饮用，减少口腔溃疡和感染的发生。必要时，使用康复新液、B 族维生素、维生素 C、甲钴胺等药物，促进黏膜修复。

放疗期间，我怎么"变黑"了

放疗中，射线（辐射）直接作用于照射区域的皮肤，可导致皮肤出现炎症反应和色素沉着，从而使皮肤逐渐暗沉；放疗还可能引起毛细血管扩张，进一步加深皮肤暗红色调；放疗期间，皮肤处于极为敏感的状态，如果暴露于阳光下，将会加剧色素沉着。因此，患者一方面应特别注意避免阳光直射；另一方面对于肿瘤位置表浅、皮肤照射剂量较高的患者，可考虑涂抹皮肤保护剂。好在这些皮肤变化一般在治疗结束后会逐渐减轻。

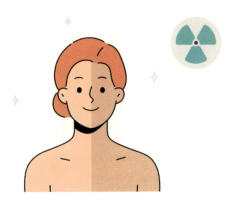

皮肤需保护，变黑会更"酷"

放疗会影响伤口愈合吗

放疗与伤口愈合之间的关系是复杂的，需要多学科讨论综合评估放疗介入的时机，平衡肿瘤预后改善和伤口愈合的关系，正确选择放疗时机，通常不会对伤口愈合产生负面影响。高级别胶质瘤患者的生存时间与放疗开始的时间密切相关，术后早期放疗相较于延迟放疗能显著延长患者的生存期。如果术后患者没有伤口延迟愈合或术腔血肿等问题，建议术后4～6周开始放疗。

放疗期间头痛加重怎么办

在放疗期间出现头痛加重，可能是颅内压增高，也可能是肿瘤相关的其他并发症，必须及时合理应对。①及时告知并咨询医生，由医生评估症状的严重程度，决定是否要进行额外的检查或调整治疗计划。②保证充足休息，有助于身体更好地应对治疗带来的压力和疲劳。③避免刺激性环境，如强烈光线或噪音。④监测血压，避免血压偏高导致头痛。⑤物理疗法，冷敷或热敷有助于缓解头痛症状。

放疗期间发热怎么办

轻微发热可能是放疗的不良反应，但重度或频繁发热可能是感染或免疫力过度下降等原因。无论是哪种情况发热，都应及时告知医生，查明病因非常重要，在病因明确的情况下可以采取对症处理。①及时告知医生，采取一些简单的降温方法，如适量饮水、适度保暖、穿着透气舒适的衣服、保持室内空气流通等；如果体温超过了38.5℃，还可尝试使用一些物理降温方法，如温水擦洗脸颊、颈部、手心等部位。②医生寻找发热的原因，做进一步的检查，分清感染性发热、肿瘤热、中枢性发热等类型，制订相应的治疗计划。③如果体温控制效果不好，则要暂停放疗，医生根据具体情况调整你后续的治疗方案。

什么叫中枢性发热

中枢性发热是指因中枢神经系统病变引起体温调节中枢异常所产生的发热。有一小部分脑肿瘤患者在放疗期间，会出现不明原因的发热，血液检验、血液培养，甚至胸部 CT 等做了很多项目的检查，但是就是找不到发热的原因。有可能就是中枢性发热。放射线可能对人体的体温调节中枢（下丘脑）产生影响，使下丘脑功能失调，导致体温过高，脑部放疗患者出现中枢性发热的现象并不少见。

放疗期间，患儿突然抽搐怎么办

有个别脑部放疗的患儿会毫无征兆地突然出现

意识丧失、双眼上翻、牙关紧闭、全身抽搐的现象，即"癫痫发作"。此时，家长不要过度惊慌，首先让孩子保持侧卧的姿势，并处在相对安全的地方，用衣服、被褥垫于头部；其次检查有没有呕吐物堵塞口鼻，舌头有没有被咬住，必要时两人配合分开上下颌，清理口腔分泌物、用毛巾折叠后垫于上下牙齿之间；及时送医做进一步处理。

另外，癫痫的预防措施也很重要，预防性地使用抗癫痫药物，可以减少癫痫发作的可能性。要在医生指导下，规律服用抗癫痫药物，不要擅自减量停药。

癫痫需预防，发作莫慌张

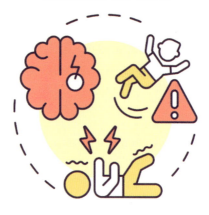

放疗（还）有哪些风险

放疗患者在治疗过程中可能会遇到一系列风险，尤其是脑部放疗患者，主要包括急性期反应和晚期反应。

(1) 急性期反应：①急性脑水肿：通常发生在放疗后的 24 小时至 7 天内，表现包括头痛、恶心、呕吐加重，发热、烦躁不安或昏睡，严重者可能导致脑疝甚至突然死亡。②皮肤反应：表现为局部瘙痒、皮肤色素沉着、轻微皮损或脱发。放疗结束后，这些症状通常能够恢复。③血液毒性：可能表现为骨髓抑制，白细胞、红细胞和血小板减少。发生率和严重程度通常不高，且多与联合化疗相关。

(2) 晚期反应：放射性脑损伤，患者可能出现认知功能减退，包括工作记忆、注意力、执行功能、认知灵活性和处理速度等方面的衰退。这种认知功能减退往往呈渐进性、不可逆性。

放疗期间可以洗头发吗

中枢神经系统肿瘤的患者在放疗时可以洗头，

但要注意以下四点。①选用温和洗发产品，忌含刺激性成分化学品。②忌水温过高：用温水洗发，过高的水温会对头皮产生刺激作用，使头皮变得敏感、不适。③温和按摩头皮：洗头时，可对头皮进行温和按摩，切忌用力揉搓头皮、过分梳发，尽量用宽齿梳等，减少对头皮过多刺激。④忌用吹风机：以毛巾轻拭头发，自然风干。

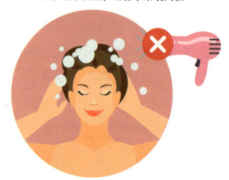

洗发轻柔不刺激，切记不用吹风机

（脑膜瘤）放疗期间是否要用护肤品保护头皮

脑膜瘤放疗期间，的确需要特别注意头皮的

护理。放疗可能导致头皮出现干燥、瘙痒、发红或脱落等不适症状。为了减轻这些症状，患者可以使用护肤品。建议选择温和且不含刺激性成分的护肤产品。

此外，维持头部区域的皮肤清洁和干燥也非常重要。建议使用温水和温和的肥皂轻柔洗涤头皮，切忌使用任何可能引起刺激的化学物质。此外，避免任何可能导致皮肤创伤的行为，如激烈的梳理或刮擦，有助于保护头皮免受额外的伤害。总之，温和和谨慎的护理方法有助于减少放疗对头皮的不良影响。

（脑膜瘤）放疗期间能否晒太阳

在接受脑膜瘤放疗期间，患者确实需要小心避免长时间暴露于阳光下，特别是放疗区域。放射治疗会使得头皮和皮肤变得更加敏感，因此更易受到紫外线的伤害。为了保护受影响的皮肤区域，如果需要外出，采取适当的防晒措施是非常重要的。推荐的防晒方法包括戴宽边帽以遮挡阳光直射，涂抹高 SPF 值的防晒霜，覆盖暴露的皮肤。

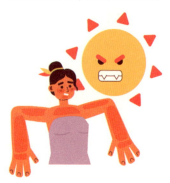

放疗皮肤怕刺激，太阳直晒不可以

放疗期间需要配合化疗吗

在中枢神经系统肿瘤的治疗中，是否结合化疗和放疗是一个需要根据患者具体情况而定的重要决策。这通常需要通过多学科会诊，包括放疗科医生、神经外科医生、肿瘤学专家等，来共同制订个体化的治疗方案。

对于一些高度恶性中枢神经系统肿瘤，如恶性胶质瘤，放疗期间采取同步化疗往往可以提高治疗效果。化疗药物可以与放疗协同作用，增强放疗的疗效，这种方法被称为"放化疗增敏"。然而，并不是所有的中枢神经系统肿瘤都适合进行同步化疗。

治疗方案的选择需要综合考虑肿瘤的类型、分期、患者的整体健康状况和其他相关因素。因此，对于是否在放疗期间配合化疗，最终的决定应基于专业医疗团队的评估和建议，以及患者的具体情况。

放疗期间为什么要验血呢

中枢神经系统肿瘤的患者在放疗期间需要医生对血常规等进行监测，验血可为医生了解患者身体状况和治疗反应提供重要信息：

(1) 血常规：因为放疗本身会导致放疗相关性骨髓抑制的发生，包括造血系统的抑制，其中包括白细胞、红细胞和血小板。

(2) 肿瘤标志物：部分瘤种可以通过肿瘤标志物水平的变化，间接判断肿瘤的生长情况和治疗反应，帮助医生评估放疗效果。

(3) 血生化：放疗会引起恶心、呕吐、乏力、免疫力下降等不良反应。血生化检查可以对肝功能、肾功能及电解质平衡进行评估，同时还可以发现有无其他不良反应。

血液检查在中枢神经系统肿瘤患者放疗期间的监测和评估中起着重要的作用。一般一周进行一次验血，帮助医生了解患者的身体状况和治疗反应，以便及时进行调整和干预。

验血作用可不小，了解病情少不了

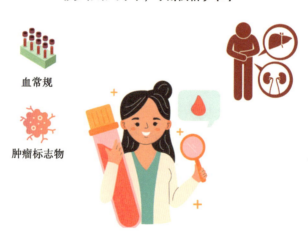

血常规

肿瘤标志物

放疗中有哪些很重要的注意事项

(1) 遵医嘱：遵从医生的治疗计划和意见，准时接受放疗并时刻注意身体的变化，向医生报告任何不适和不良反应。

(2) 饮食调理：放疗会加重胃肠道的负担，导致食欲减退以及上腹疼痛、恶心、呕吐等不舒服的症状，因此维持良好的营养是非常重要的。需要多吃新鲜果蔬、不吃油腻刺激性食物、保持充足的水摄

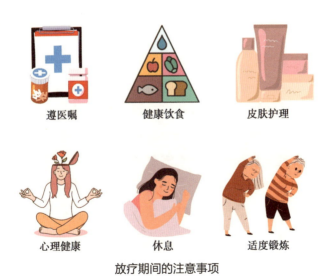

遵医嘱　　　　健康饮食　　　　皮肤护理

心理健康　　　　休息　　　　适度锻炼

放疗期间的注意事项

入、选择易消化、有营养的食物，以补充人体所需营养。

(3) 皮肤护理：平时需要加强对头颈部皮肤的防护，不要经常抓挠，避免使用刺激性的护肤品，可以使用防晒霜和遮阳帽等防护措施。

(4) 心理健康、休息和锻炼：放疗期间可能会引起一定的心理压力和情绪波动，应保持积极的心态和良好的心理健康状态，适当进行体育锻炼，对缓解疲劳，提高自身免疫能力有很大的帮助。但要避免过于疲劳和剧烈运动。

放疗可以中断几天吗

放射治疗的计划和执行通常是非常精确且有序的，以确保患者获得最佳治疗效果。①治疗连续性的重要性：放疗通常需要遵循特定的周期和剂量来达到预期效果，不必要的中断可能会影响治疗的成效。②中断的特殊情况：在某些特殊情况下，如果患者出现严重的不良反应，或者因健康问题不适合继续放疗，医生可能会考虑暂时中断治疗。这是为了保护患者的整体健康，帮助身体从严重的不良反应中恢复。③与医生紧密沟通：医生将根据患者的具体情况、治疗计划以及预期的风险与效益来评估中断治疗的可能性，并调整治疗方案。

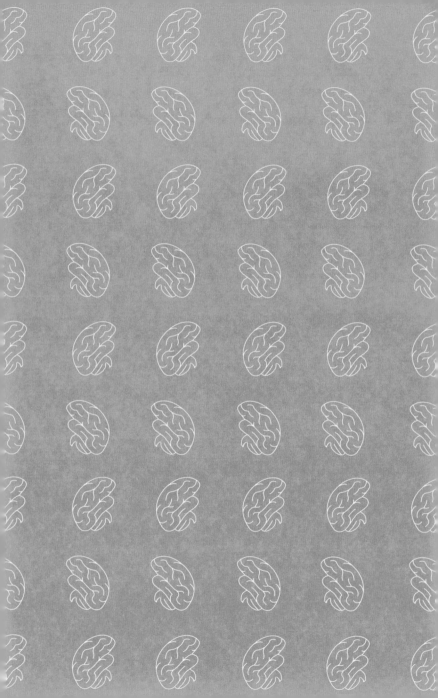

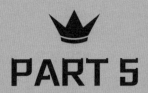

PART 5

不容懈怠
放疗后随访

　　中枢神经系统肿瘤的规范化治疗非常重要，但由于其复发率高，放疗后需要坚持遵照医嘱服药，不能随意中断以及更改药物（包括剂量）。同时，根据主管医生的要求按时随访、及早发现复发、及时处理。

胶质瘤放疗后就治好了吗

胶质瘤恶性度高、容易复发，其治疗是一项复杂工程。手术以及术后放化疗并不能保证胶质瘤的痊愈，放疗后胶质瘤仍可有残余肿瘤细胞或者小病灶。故患者一般要按时随访及影像学检查来监测肿瘤复发或发展情况。若发现复发，需要进一步的治疗。切不可认为放疗后就万事大吉。

外面的小广告、小传单可信吗

对待小广告和小传单，尤其是那些声称提供偏方或秘方的，务必持谨慎态度。①缺乏专业认证：小广告和传单通常无法证明其背后的服务是由资质合格的专业人员提供的。②包含误导信息：这类广告和传单往往包含有误导性信息，过度夸大治疗效果，缺乏科学依据和临床验证。因此，患者和家属要咨询专业的医疗机构和资质齐全的医生，制订和实施安全和有效的治疗计划。

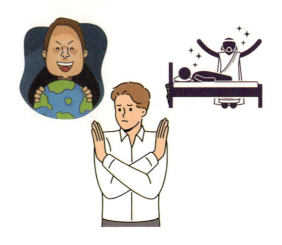

传单广告多为假，延误病情很可怕

放疗后记忆力会变差吗

中枢神经系统肿瘤放疗可能会影响认知功能（包括记忆力），具体影响程度随个体差异、治疗方案而有所不同。大部分情况放疗对记忆力的影响是暂时性的，通常会逐渐恢复。值得注意的是，肿瘤本身也会对记忆力有影响。如果出现了损伤，建议您积极与医生沟通。医生会评估您的具体情况，并且会给您提供一些方法来帮助改善记忆力问题。

放疗后要进行康复锻炼吗

中枢神经系统肿瘤患者在放疗之后，由专业的康复团队进行指导、个性化设计的方案进行康复锻炼，有助于患者身体功能、认知功能的康复，提高患者的生活质量。①身体功能的恢复：康复锻炼可以帮助患者提高肌肉的力量、平衡能力、协调性等活动能力。②情绪和心理康复：心理咨询、支持小组、心理疏导等帮助患者解决情绪问题、促进心理康复。

康复锻炼个性化，专家指导效果佳

身体功能的恢复　　　认知功能训练　　　情绪和心理康复

放疗后是否要用中药调理

中药是我国医学的宝藏，尤其在术后、放化疗后康复上有很好的作用。放疗结束后是否采用中医中药调理，要到正规医院、找专业中医医生根据患者的具体病情、身体状况和个人差异来确定。中药通常被认为具有抗氧化、抗炎和增强免疫力的效果，这些特性可能在一定程度上帮助减轻放疗引起的不良反应。但患者在考虑使用中药时，必须与医生进行充分的沟通，确保中药的使用不会与其他治疗方案相冲突，也不会加重肝肾的负担。

放疗完成后，哪些需谨记

　　放疗完成后，患者要谨记。①定期随访：定期监测肿瘤的治疗效果，包括影像学检查、血液化验等。②关注不良反应的恢复：放疗后不良反应可能持续一段时间，但均在不断好转中，若出现不良反应加重，尽快就诊。③均衡饮食与营养：保持营养均衡的饮食，如出现食欲减退，应及时就诊。④避免不良生活习惯：尽量避免烟草和过度饮酒等不良生活习惯。⑤按医嘱服药：如果医生开具治疗药物，务必按照医生的指导正确服用，不要在未经医生许可的情况下停止或改变药物剂量。⑥情绪和心态的管理：与家人和朋友分享经验和感受，保持乐观积极的心态，这对战胜病魔和促进康复至关重要。

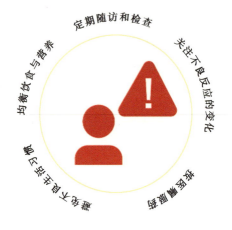

放疗结束莫大意，定期随访要谨记

定期随访和检查
关注不良反应的变化
均衡饮食与营养
接受医嘱用药
避免不良生活习惯

放疗后多久做复查

　　放疗后的复查通常由医生根据患者的个体状况、肿瘤类型和治疗方案来决定，目的是跟踪患者恢复进度，评估治疗效果，及时识别潜在问题或复发迹象。①短期复查：一般在治疗结束后数周至数月内进行，评估患者整体状况和急性毒性反应。

②中期复查：在治疗结束后几个月到半年之间，包括全面影像学和血液检查，确认急性毒性恢复以及监测肿瘤变化。③长期复查：在治疗结束后的 1 年或更长时间，监测晚期毒性以及肿瘤变化。患者应按照医生的要求参与定期的随访和复查。如在复查间隔期间出现任何症状或有疑问，应立即与医生沟通。

放疗后复查需要做哪些检查

中枢神经系统肿瘤放疗后，复查主要是磁共振成像（MRI）。通常建议在放疗完成后的 2～6 周内进行首次 MRI 复查以评估治疗效果。此后，建议每 3 个月进行一次 MRI 复查，持续时间为 5 年。5 年后，建议每年进行一次 MRI 复查。先进的功能 MRI 技术，来帮助区分放射性脑病和肿瘤复发转移。正电子发射体层显像术（PET-CT）也是脑组织放疗后改变早期诊断的重要手段。此外，血液系统及相关其他检查需要遵照医嘱来完成。

后　记

　　当您看到这一页的时候，意味着您已经看完了这部科普手册。不管您是从头到尾地通读，还是仅仅翻阅了其中的一小部分解答您的疑问；无论您是专业的医务人员，还是放疗"小白"，我们都由衷地感谢您的阅读与关注，也衷心希望这本书能对您的健康有所裨益。

　　我们试图科学、客观地阐述放射治疗在中枢神经系统肿瘤治疗中的作用与影响。本书强调了"最大程度安全切除瘤体"作为多数原发性中枢神经系统肿瘤治疗的基本原则，但由于多种因素的限制，完全实现这一目标是很难的。

　　由于中枢神经系统肿瘤病理类型多样，病情复杂，需要个体化制订放疗计划。建议大家治疗前全面了解中枢神经系统肿瘤的治疗原则、放疗前的准备、放疗中的注意事项和放疗后的随访。相信您阅读到此对放射治疗在中枢神经系统肿瘤治疗中的重要性有了深刻的认识。

在本书编写过程中，我们努力以简洁明了的方式向您传递复杂的放射治疗知识。我们力图用最简洁、最通俗易懂的方式为您展开中枢神经系统肿瘤放射治疗这一神秘而独具魅力的领域。我们鼓励您继续探索、学习，并与医疗专业人士交流，以进一步探索中枢神经系统肿瘤放疗更广阔的前景。本书的阅读结束了，但它又开启了一个新航程，我们将为您打开更多的窗户，极目远眺，风光无限！

无论您是患者、家属还是医疗专业人士，我们都希望您从本书中获益。

谢谢您的阅读和支持！

祝您身体健康，生活幸福！

乔俏　阎英

相 关 图 书 推 荐

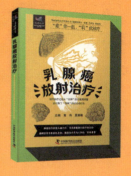

"愈"你一起，"乳"此放疗

乳腺癌放射治疗

主编 黄 伟 夏耀雄

定价 39.80 元

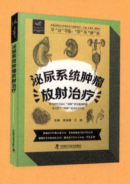

早"放"早愈，"尿"无"肿"迹

泌尿系统肿瘤放射治疗

主编 李洪振 王 皓

定价 39.80 元

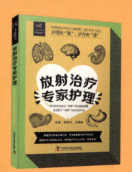

护理有"翼"，护你有"理"

放射治疗专家护理

主编 李葆华 王攀峰

定价 39.80 元

相 关 图 书 推 荐

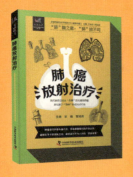

"肺"腑之言，"肺"放不可

肺癌放射治疗
主编　毕　楠　蔡旭伟
定价　39.80 元

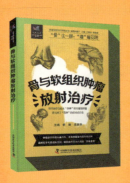

"骨"注一掷，"瘤"暗花明

骨与软组织肿瘤放射治疗
主编　李　涛　吕家华
定价　39.80 元

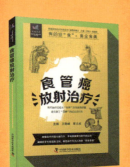

有的放"食"，食全食美

食管癌放射治疗
主编　王奇峰　章文成
定价　39.80 元

相 关 图 书 推 荐

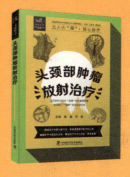

出人头"蒂"，放心放疗

头颈部肿瘤放射治疗
主编 康 敏 乔 俏
定价 39.80 元

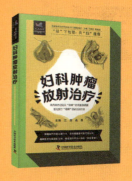

"放"下包袱，共"妇"健康

妇科肿瘤放射治疗
主编 江 萍 曲 昂
定价 39.80 元

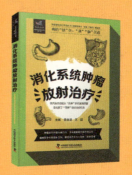

有的"放"矢，"消""肿"灭迹

消化系统肿瘤放射治疗
主编 岳金波 王 喆
定价 39.80 元

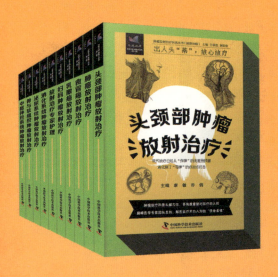

科普中国·健康大百科（第一辑）
肿瘤放射治疗科普丛书（融媒体版）

- ♛ 中枢神经系统肿瘤放射治疗
- ♛ 骨与软组织肿瘤放射治疗
- ♛ 消化系统肿瘤放射治疗
- ♛ 泌尿系统肿瘤放射治疗
- ♛ 头颈部肿瘤放射治疗

- ♛ 妇科肿瘤放射治疗
- ♛ 放射治疗专家护理
- ♛ 乳腺癌放射治疗
- ♛ 食管癌放射治疗
- ♛ 肺癌放射治疗

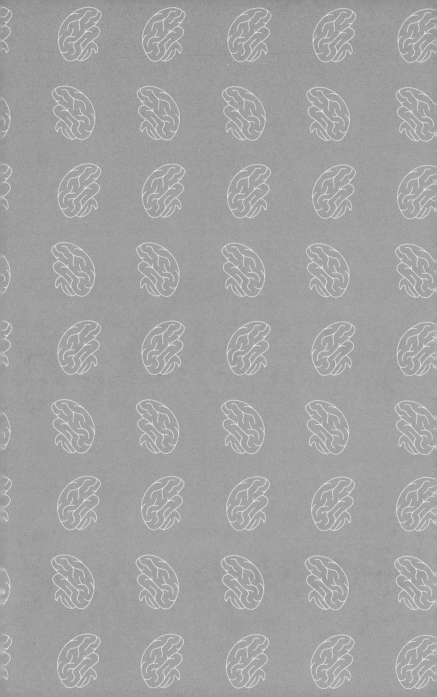

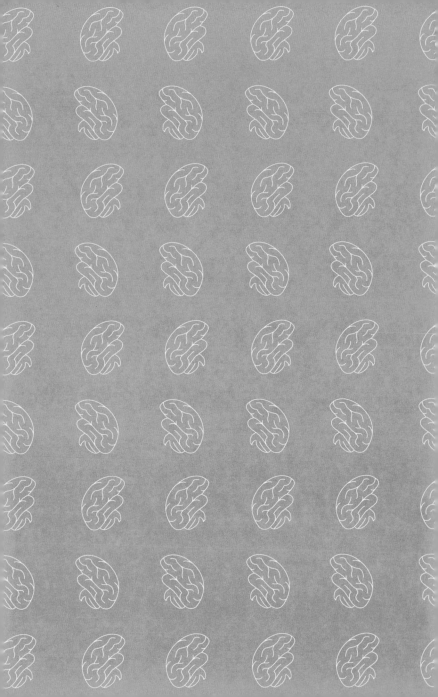